Henry Ranchon

# PETIT LIVRE D'OR DU MIEUX VIVRE

Avec soi et avec les autres

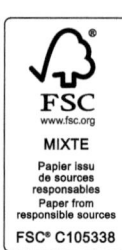

© 2020, Henry Ranchon
Éditeur : Books on Demand, 12 rond-point des Champs Élysées, 75008 Paris, France
Imprimeur : Books on Demand, Norderstedt, Allemagne
ISBN : 978-2-322-20207-2
Dépôt légal : Juin 2020

**M**ieux vivre avec soi, c'est se donner toutes les chances de vivre en bonne forme, de mieux se connaître, de mieux se maîtriser, de forger une juste estime de soi et de se projeter en avant grâce à des projets stimulants.

Mieux vivre avec les autres, c'est surtout mieux comprendre leurs émotions et leurs réactions, pour mieux communiquer avec eux : conjoint, enfants, adolescents, amis, relations, collaborateurs, managers…

**Q**uand le mode de vie change le destin génétique. 8
Rester assis tue : Lève-toi et bouge ! 10
Les fabuleux bienfaits de la marche. 12
Bienfaisants oméga-3. 16
Libérer sa respiration ventrale. 19
Lift de l'estomac. 22
Principes mieux que valeurs. 24
La Règle d'or. 26
Ne pas nourrir les faux problèmes. 28
Patience, la grande vertu. 30
Se hâter lentement. 32

**C**hanter fait du bien. 34
Tout commence au petit déjeuner. 37
Cocktails de légumes santé. 39
Le jeûne de trois jours. 42
Boire de l'eau souvent. 44
Ces aliments ennemis du sommeil. 46
L'huile d'olive superstar. 49
Cinq lunettes pour mieux communiquer. 52
Converser n'est pas dialoguer. 56
Réagir ou répondre ? 58
S'imprégner de ce qui est bon et positif. 60

Mettre du miel dans sa communication. 64
Carré d'as ! 66
Décrire ses émotions. 68
Vaincre son émotivité. 72
Faire face aux émotions des autres. 76
Apprendre aux enfants à dire ce qu'ils ressentent. 78
Savoir communiquer avec les ados. 80
Faites des compliments ! 84
Se créer des images mentales et visualiser. 86
Être à la fois concentré et détendu. 88
Yoga anti-stress. 91

Yoga du cœur. 94
Se fortifier par la lecture. 97
Ma séance de méditation. 99
Méditation à quatre temps. 103
S'endormir sur du bonheur. 107
Stretching, la petite discipline reine. 109
Comment contrôler ses nerfs ? 111
Le secret des couples qui tiennent. 115
As-tu appris ta leçon ? 118
La force irrésistible des projets. 120
Dis-moi quelle est ta devise… 123

## *Quand le mode de vie change le destin génétique*

On ne naît pas tous égaux face aux maladies, mais lorsqu'on présente des gènes prédisposant à certaines pathologies (diabète, cancer, obésité, maladies cardio-vasculaires…), ces gènes peuvent s'exprimer ou pas, être utilisés par une cellule ou ne pas l'être.

Dans ce cas, ces gènes existent, mais deviennent *silencieux*.

Nous ne sommes donc pas totalement prédéterminés par nos gènes et chacun d'entre-nous peut optimiser ses chances de vivre en meilleure santé, à condition d'adopter certains comportements.

Par exemple, les personnes génétiquement prédisposées aux maladies cardio-vasculaires peuvent réduire leurs risques d'infarctus grâce à l'arrêt du tabac, une alimentation saine et une activité physique régulière.

Les personnes qui ont un bon niveau d'activité physique voient leur risque de contracter une maladie cardio-vasculaire baisser d'environ 50 %, notamment chez ceux qui présentent un risque génétique élevé.

Il ne faut donc pas être trop fataliste face à une prédisposition génétique. Une nourriture saine et une bonne hygiène de vie peuvent *calmer nos gènes* et prévenir les accidents.

Dans tous les cas, risque génétique ou pas, **l'activité physique** doit être pratiquée : marcher, monter les escaliers dès que l'on peut, faire deux ou trois séances d'activité physique chaque semaine, et éviter le plus possible la position assise.[1]

---

1 Joël de Rosnay, La symphonie du vivant.

## *Rester assis tue : Lève-toi et bouge !*

Rester assis trop longtemps est dangereux pour la santé. C'est un facteur de risque de nombreuses maladies, cancéreuses, cardio-vasculaires, métaboliques, psychiques…

Il faut 1,5 à 2 heures d'activité physique pour contrebalancer 10 à 12 heures de sédentarité. Mais il ne faut pas seulement augmenter son temps d'activité physique, il faut aussi réduire le temps où l'on est assis pour diminuer un risque de mort prématurée.

Chaque 30 minutes de sédentarité remplacée par une activité physique d'intensité légère réduit le risque de décès de 17%, et de 35% s'il s'agit d'une activité physique d'intensité modérée à vigoureuse.

Il vaut mieux bouger et ne pas juste se lever. Car plus les mouvements sont intenses, plus ils sont protecteurs pour la santé.

Une sédentarité trop longue augmente le risque de mort prématurée. Il vaut mieux rester debout qu'assis, et assis que couché, position qu'affectionnent les **adolescents**.

L'homme reste programmé génétiquement pour se tenir debout et bouger. Mais les progrès technologiques de ces cent dernières années nous ont rendus trop sédentaires.

Comment faire pour rester assis le moins de temps possible ? Il suffit de le décider, de se tenir **debout** le plus souvent possible, chez soi, dans les transports en commun, de lire en marchant, de téléphoner en marchant, de déjeuner debout, et pourquoi pas d'organiser des réunions debout.

Bref de changer nos habitudes.[2]

---

2 Pascale Santi, Le Monde janvier 2019.

## *Les fabuleux bienfaits de la marche*

Les bienfaits de la marche sont nombreux et souvent méconnus. Marcher quotidiennement pourrait être un médicament formidable et la meilleure des préventions.

La marche est le meilleur remède pour l'homme, disait Hippocrate.

Une étude a montré que réaliser 30 à 60 minutes de marche quotidiennement pouvait entraîner une perte de **poids** significative, et par ailleurs, le risque d'obésité se verrait divisé par deux dès lors que l'on marcherait une heure par jour.

Les muscles sont les premiers bénéficiaires de cette activité, sans oublier les articulations et les os du squelette. En effet, la pratique de 4 heures de marche par semaine réduirait le risque de fracture de la hanche de 43 %.

Les os sont des structures vivantes qui réagissent aux contraintes qu'ils subissent et se renforcent d'autant plus qu'ils sont sollicités. Les articulations ne sont pas en reste, et le cartilage articulaire, comme les os du squelette, se renforce dès lors qu'il est soumis à des contraintes.

Les personnes souffrant **d'arthrose** sont conviées à réaliser de l'activité physique, une étude ayant démontré que cela avait de réels effets anti-inflammatoires. La marche est une fantastique indication d'activité physique pour celles et ceux qui souffrent d'arthrose, quelle qu'en soit sa localisation.

Outre l'appareil locomoteur, la marche est le partenaire santé privilégié du **cerveau**. Seulement deux heures de marche par semaine auraient pour effet de diminuer le risque d'AVC de 30 %.

La **mémoire** n'est pas en reste, marcher durant 40 minutes trois fois par semaine aurait des effets protecteurs sur les zones du cerveau en charge de la mémorisation.

Enfin, les symptômes de la dépression se verraient réduits de 36 % avec la simple réalisation de 30 minutes de marche quotidienne.

La liste des bénéfices de la marche sur le cerveau est longue, de la prévention de la démence à la réduction du risque de développer la maladie d'Alzheimer.

Mais la marche est aussi et avant tout un moyen de lutte contre le **stress** sans pareil. La marche dompte la bête, dit l'écrivain marcheur Sylvain Tesson.

Les organes aussi voient leur fonctionnement amélioré par la pratique de la marche. Ainsi, une étude a montré que le **pancréas**, dont la défaillance est à l'origine du diabète, verrait son fonctionnement amélioré par la marche, ce qui aurait pour conséquence d'augmenter la tolérance au glucose. La réalisation de 3.500 pas par jour diminuerait le risque de diabète de 29 %.

Du côté du **cœur**, le risque de développer une maladie cardio-vasculaire diminuerait drastiquement dès la réalisation de 30 minutes de marche quotidienne.

La pression artérielle diminuerait, ainsi que le taux de cholestérol, et l'ensemble de la fonction cardio-vasculaire s'en trouverait amélioré.

La fonction digestive se trouverait également améliorée par la marche et le risque de développer un cancer du **côlon** diminuerait dès 30 minutes d'efforts quotidiens.

La **marche rapide** au grand air, plus alerte et plus vigoureuse, où l'on accentue les mouvements des hanches, des épaules et des bras, est encore plus intéressante.
Trois heures de marche rapide par semaine permettraient de réduire de plus de la moitié le risque de progression du cancer de la **prostate**, selon des chercheurs américains.

Cette marche aurait pour effet de réduire l'inflammation et de contrer la résistance à l'insuline, deux phénomènes qui contribuent à la progression de ce cancer.[3]

---

3 Stéphane Demorand, Le Point février 2019.

## *Bienfaisants oméga-3*

Les oméga-3 sont des acides gras que l'on appelle *essentiels* parce que le corps ne peut pas les fabriquer.

Il y a deux grandes sources d'oméga-3 : Les légumes verts, certaines huiles végétales, et surtout les algues et le plancton qui contiennent des acides gras dits *à longue chaîne* et qui arrivent à nous via les crustacés et les poissons d'eau froide, comme le saumon, le hareng, le maquereau, la sardine...
Bienheureux Marseillais !

Les oméga-6 sont un deuxième type d'acides gras essentiels qui sont contenus dans certaines huiles végétales et les viandes.

Le problème c'est le **déséquilibre** entre les oméga-3 et les oméga-6. Excès d'oméga-6, insuffisance d'oméga-3, c'est comme si on avait laissé s'encrasser un moteur à hautes performances, nous dit David Servan-Schreiber.[4]

---

[4] David Servan-Schreiber, Guérir - Anticancer.

Toutes les grandes maladies chroniques en plein essor, la dépression, les maladies cardio-vasculaires, les infarctus, les accidents vasculaires cérébraux, mais aussi le cancer, l'arthrite et même la maladie d'Alzheimer sont liées à un excès d'oméga-6 et à une **insuffisance** d'oméga-3.

Des travaux récents suggèrent même que des apports insuffisants en oméga-3 pendant la grossesse ou la petite enfance, favoriseraient l'autisme ou l'hyperactivité. Les sujets déprimés ont des réserves plus faibles en oméga-3 que les sujets normaux.

On sait qu'une jeune maman sur dix souffre du *baby blues*, qui est une dépression due à ce que les réserves de la mère en oméga-3, absorbées en priorité par le fœtus, ne sont plus suffisantes pour nourrir le cerveau de la mère.

On sait aussi que l'anxiété, la tristesse, le manque d'énergie, l'insomnie, les tendances suicidaires, toute la gamme des symptômes dépressifs sont corrélés, d'après des études documentées, à une insuffisance en oméga-3. L'explication ? Ce que nous mangeons est directement intégré dans la membrane qui enveloppe le cerveau, membrane à travers laquelle passent toutes les communications avec les autres cellules du corps.

Lorsque je ne le nourris pas avec ses constituants essentiels, mon cerveau souffre et me fait souffrir. En revanche, chaque fois que j'absorbe des acides gras oméga-3, je renforce la membrane de mes neurones et tout se passe mieux, pour mon cerveau et pour les relations qu'il a avec les autres cellules de mon corps.

Mais c'est au niveau **cardio-vasculaire** que les bénéfices des oméga-3 sont les mieux établis. Ils diminuent le risque de mort subite et d'infarctus, ils réduisent le taux de triglycérides et probablement la tension artérielle.

Un régime riche en oméga-3 et surtout un bon équilibre avec les oméga-6 avec lesquels ils entrent en compétition, aurait des vertus protectrices vis-à-vis des tumeurs du sein, du colon, de la prostate.

On a aussi observé que les oméga-3 augmentent la réponse aux chimiothérapies.

## *Libérer sa respiration ventrale*

**I**l existe deux grandes respirations, la respiration thoracique qui part des poumons et la respiration ventrale qui part du ventre et qui s'effectue par l'abaissement du diaphragme.

La respiration ventrale (ou abdominale) est la première respiration que nous connaissons, la plus naturelle. C'est la respiration des bébés, des jeunes enfants, des dormeurs profonds et des animaux (mon chat).
Mais l'éducation, la vie sociale, la timidité, des épreuves, des vêtements trop serrés, peuvent modifier cette respiration naturelle qui devient peu à peu thoracique et superficielle.

Tout ce qui est trop convenu et trop convenable, se fait en retenant son souffle. L'expiration au contraire, nous **libère** de nos inhibitions.

Le secret des yogis, qui savent parfaitement contrôler leur respiration, réside dans de longues expirations.

Physiologiquement, la respiration ventrale **masse** en profondeur tous les organes

situés au-dessous du diaphragme, ce qui favorise leurs fonctions et entraîne une meilleure circulation sanguine.
Voilà pourquoi c'est la respiration calmante par excellence et voilà pourquoi aussi, elle est adaptée à l'expression orale.

C'est donc sur la prise de conscience de la **zone ventrale** qu'il faut axer tous ses efforts. Pour renforcer la prise de conscience, je peux visualiser et associer des images aux mouvements, une image de détente à l'inspiration et une autre à l'expiration.

Comme par exemple, une vague qui se déroule sur le sable blond et chaud à l'inspiration et qui reflue à l'expiration, avec la mousse et le bruit sur le sable.
Une bonne maîtrise de soi est au bout de l'expiration. Voici trois exercices simples pour y parvenir.

☞Après avoir enlevé ou desserré les vêtements qui peuvent me gêner, je commence par un mouvement en marge de la respiration. Debout devant une table à une distance un peu supérieure à la longueur des bras, je penche le buste vers celle-ci pour m'y appuyer

des deux mains. Le haut de mon corps se trouve alors dans une position oblique.
Sans m'occuper de la respiration, je rentre l'abdomen volontairement, puis je le gonfle dans un mouvement aussi ample que possible. Je pratique ensuite ce mouvement en position assise, puis debout et finalement allongée.

☞ Je prends conscience de ma respiration ventrale en plaçant une main sur le ventre debout, car la position debout est plus fréquente. Quand j'expire, le ventre se rapproche de la colonne vertébrale, quand j'inspire le ventre se dilate et ma main est soulevée.

J'associe une **image** de détente à chacun des mouvements. Puis je compte les temps d'inspiration et d'expiration pour allonger progressivement l'expiration, 1sec, puis 2, 3, 4.

☞ Debout, jambes légèrement écartées, je place les mains autour de mes hanches, doigts devant et pouces derrière. J'essaie de les repousser en gonflant le ventre. La poussée du diaphragme doit être centrée. J'imagine un ballon que j'écrase en son milieu.

## *Lift de l'estomac*

**C**'est le plus simple et le meilleur exercice du monde. Il prend deux minutes.

Il fortifie les muscles internes et externes de l'estomac, tonifie les voies digestives, redonne de l'élasticité aux muscles de la paroi abdominale, supprime les problèmes de constipation, tout en faisant un ventre plat.

Debout ou allongé, immobile ou en marchant, parfaitement détendu, je rentre le ventre tout en comptant **1**

Je respire normalement. À **2**, je rentre l'estomac davantage en le remontant. À **3**, je le ramène aussi près que possible de la colonne vertébrale. Je reste dans cette position jusqu'à **10**. Puis je me relâche et je me décontracte.

Pour Gayelord Hauser,[5] le lift de l'estomac est le seul exercice vraiment **indispensable**. Faites le lift de l'estomac jusqu'à la fin de votre longue vie et vous garderez toujours le même tour de taille.

Il vous épargnera bien des maux : épaules voûtées, taille épaisse, ventre flasque, double menton, bourrelets, articulations ankylosées, raideur. Pourquoi ?
Tout simplement parce que vous aurez une ceinture abdominale **vigoureuse**.

Une bonne santé dépend en effet, de la fermeté de la ceinture abdominale, zone du corps qui est le centre de l'absorption, de l'assimilation et de l'élimination. Énergie et santé psychique en dépendent aussi.

Car derrière l'estomac se trouve ce que l'on appelle le **plexus solaire**, ensemble des nerfs sympathiques et parasympathiques reliés à tous les autres organes abdominaux.

---

[5] Gayelord Hauser, Mes nouveaux secrets.

## ***Principes mieux que valeurs***

Le problème des valeurs c'est qu'elles sont vagues et engagent peu, car on y met ce que l'on veut.

Par exemple, *Égalité* mais devant quoi ? Devant le talent ? L'énergie ? Les impôts ? S'agit-il d'égalité des chances ? Mais à partir de quand et jusqu'où ?

L'égalité en droit est déjà plus claire mais encore faut-il le dire et préciser de quels droits on parle. Un étranger en France n'a pas exactement les mêmes droits qu'un Français. Est-il moins égal ?

Autre exemple *Fidélité* mais à qui, à quoi ? À mes idées, à ce que j'ai dit que je ferai, aux idées transmises par mes parents, à mon clan comme en Corse, à ma famille, à mes amis ? Rousseau a été fidèle à ses idées et infidèle à ses cinq enfants qu'il a abandonnés.

Et la valeur *Travail* ? S'agit-il de travailler dur, de travailler plus pour gagner plus ou de donner à chacun selon son travail ?

La valeur *Justice* ? Faut-il favoriser les pauvres plus que les riches ou autant que les riches, attribuer selon le talent ou selon les besoins, aider la génération actuelle ou future ?

Nos parents parlaient eux, de **principes** et ils avaient bien raison, car c'est beaucoup plus clair. Et ils ne transigeaient pas dessus :

"Aide-toi, le ciel t'aidera, un temps pour chaque chose, à chacun selon son mérite, la faiblesse ne paie pas, être responsable, c'est assumer les conséquences de ses actes"

L'avantage des principes c'est qu'ils engagent beaucoup plus et permettent de passer des **contrats**, avec soi-même et avec les autres.

Et un principe peut devenir une **devise** personnelle, qui va renforcer la cohérence entre ses pensées et ses actes.

## *La Règle d'or*

Ne fais pas à autrui ce que tu ne veux pas que l'on te fasse, est ce que l'on a coutume d'appeler la Règle d'or.

C'est une sorte de loi naturelle élaborée au fil des siècles, dont la force vient de ce qu'elle est facile à comprendre et qu'elle fait référence à aucun culte, aucune divinité, aucun dieu, ni aucune philosophie particulière.

Appliquer la Règle d'or, c'est se mettre **à la place de l'autre** qui a les mêmes désirs et les mêmes aversions que nous. Et nous pouvons le faire dans les rapports les plus élémentaires du quotidien.

Nous détestons que l'on nous bouscule dans le métro ? Arrêtons-nous de bousculer les autres passagers parce qu'ils sont encombrés par une valise ou une poussette. Nous n'avons pas envie que l'on nous mente ? Ne mentons pas aux autres.

Je détestais que mes parents parlent d'âge bête en parlant de moi ado ? Alors je ne dis jamais cela. Je détestais que mes parents déboulent dans ma chambre d'ado sans frapper à la porte ? Alors je ne fais jamais cela.

Je n'aime pas que mon manager use vis à vis de moi d'arguments affectifs ? Alors je ne fais jamais cela. Je déteste que l'on fasse semblant de m'écouter ? Alors je ne fais jamais cela...

C'est d'une simplicité enfantine, mais le faire ou ne pas le faire, **change totalement** la vie d'un couple, d'une famille, d'un groupe, d'une entreprise, d'une société.

La Règle d'or peut aussi se formuler de manière positive pour nous pousser à agir. Cela commence par des petites choses. Nous apprécions un sourire ? Alors sourions ![6]

---

[6] Frédéric Lenoir, Petit traité de vie intérieure.

# Ne pas nourrir les faux problèmes

Chacun a une définition différente pour le mot qui est le plus utilisé au quotidien. Voici une définition qui peut nous aider.

Un problème est un *écart* entre une situation réelle et une situation *souhaitée*. Cet écart provoque une *gêne*, crée un obstacle. Cette définition a le grand avantage de permettre de faire la différence, entre un faux problème et un vrai problème.

☞ **Faux problème** : Je ne peux pas préciser la situation souhaitée ou l'écart entre la situation réelle et la situation souhaitée est peu important ou la gêne qui résulte de l'écart est négligeable.

☞ **Vrai problème** : Je vois clairement la situation souhaitée, l'écart entre la situation réelle et la situation souhaitée est significatif et la gêne qui résulte de l'écart est importante.

Voici un exemple de faux problème : Notre fille a seize ans et se débat en pleine crise d'adolescence.

Réactions incompréhensibles, mine sombre, fait toujours *la gueule*, repas sur un volcan, le plus souvent écourtés, disputes violentes avec son frère, portes qui claquent et murs qui se fissurent dangereusement…

Je pourrais sans doute considérer que je suis face à un problème. Mais quelle est la situation que je **souhaite** ? Que ma fille soit calme et apaisée comme elle le sera dans dix ans ?

C'est absurde, car je ne peux pas décider pour elle. Je n'ai en outre aucune prise sur les angoisses d'adolescence et les changements hormonaux de ma fille.

Je ne peux pas définir la situation que *je souhaite*. Suis-je donc devant un **vrai** problème ?

## *Patience, la grande vertu*

Attendre est devenu un scandale insupportable. Et si au contraire, attendre était un vrai **luxe** ?

Car pendant que l'on attend, on redevient **libre** quelques instants et on peut profiter du temps qui s'offre à nous pour faire beaucoup de choses. Quelques exercices d'inspiration-expiration, un peu de méditation, penser à un poème qu'on lira ce soir à ses enfants, réfléchir à un projet auquel on tient, relire mentalement un article, penser à un cadeau…

L'attente permet aussi de faire monter le **désir** et lui donner de l'intensité. Le meilleur moment de l'amour, disait Clemenceau, c'est quand on monte l'escalier.

Dans la Grèce antique, la patience était considérée comme la première des **vertus**, car elle permet d'attendre le moment opportun pour agir et d'être plus prudent.

Sans compter que pour trouver un compromis et résoudre un conflit, il faut savoir patienter. La patience est l'antichambre de la négociation.

Sans un minimum de patience, vous ne pourrez pas voyager bien loin. À Djakarta ou à New Delhi, prendre un trois roues exige de la négociation et donc de la patience.

Pour un enfant, c'est l'impossibilité de satisfaire immédiatement ses désirs qu'il doit apprendre avant tout, afin de bien **structurer** son univers émotionnel et mental. C'est l'apprentissage essentiel qu'il doit faire très tôt.

Il faut nous exercer à la patience. Non pas une patience résignée et passive, mais une patience **volontaire**, positive, constructive.

## *Se hâter lentement*

**S**e hâter lentement, était la devise de Lyautey, gouverneur du protectorat français au Maroc et maréchal de France en 1921.

Elle nous vient de Nicolas Boileau (vers 1700)

*Selon que notre idée est plus ou moins obscure,*
*L'expression la suit, ou moins nette, ou plus pure.*
*Ce que l'on conçoit bien s'énonce clairement,*
*Et les mots pour le dire arrivent aisément.*

*Travaillez à loisir, quelque ordre qui vous presse,*
*Et ne vous piquez point d'une folle vitesse.*
*Un style si rapide, et qui court en rimant,*
*Marque moins trop d'esprit que peu de jugement.*

*J'aime mieux un ruisseau qui, sur la molle arène,*
*Dans un pré plein de fleurs lentement se promène,*
*Qu'un torrent débordé qui, d'un cours orageux,*
*Roule, plein de gravier, sur un terrain fangeux.*

*Hâtez-vous lentement, et, sans perdre courage,*
*Vingt fois sur le métier remettez votre ouvrage,*
*Polissez-le sans cesse et le repolissez,*
*Ajoutez quelquefois, et souvent effacez.*

Se hâter lentement, c'est allier l'énergie et le calme, l'audace et la prudence.

C'est donc **l'énergie maîtrisée**.

Voilà une devise bienfaisante et qui le sera de plus en plus, à mesure que tout s'accélère.

On peut, par exemple, l'appliquer à une décision délicate que l'on prend rapidement, tout en se laissant un peu de temps pour préparer et réussir pleinement sa mise en œuvre.

## *Chanter fait du bien*

Le chant est un formidable allié pour s'apaiser, se découvrir, s'épanouir et aussi pour placer sa voix, ce qui compte beaucoup quand on veut communiquer efficacement.

Le chant apporte d'abord un **bien-être** physique sur lequel tous les chanteurs insistent.
- Après deux heures de chant, je suis vidée, comme après avoir fait un sport intense et je dors comme un bébé. C'est mon yoga à moi.

Car le travail de la respiration est très physique explique Catherine Braslavsky, chanteuse et compositrice.
- L'inspiration part du ventre, remonte jusqu'aux clavicules. Puis le thorax se vide et le son glisse et s'appuie sur le souffle. Lorsqu'on chante, on a vraiment l'impression de surfer sur cette vague.

- J'ai vu le comédien Jacques Weber arriver à une séance, complètement vidé et repartir une heure et demie plus tard en fredonnant dans la cour. Chanter est réellement **euphorisant** à condition de favoriser un état de conscience adapté, de lever les blocages et de faire circuler les énergies que l'on dépense, mais que l'on gagne aussi en chantant.

- Enfant, le chant m'apaisait et m'a permis de canaliser mon trop-plein d'énergie et une certaine violence, dit Jacques Weber.

Chanter permet de nous ouvrir à nos émotions et de les exprimer. Dans le chant, plus que la beauté de la voix, c'est le rapport à **l'émotion** qui nous touche.

Sans oublier une dimension **spirituelle**. On a les pieds bien ancrés dans le sol, mais notre voix, elle, nous élève. Dans un groupe cette spiritualité est très présente. On se sent porté par la voix des autres.

En initiant très tôt les **enfants** au chant en solo et en chorale, on les aide à mieux exprimer leurs émotions et aussi à mieux comprendre celles des autres. Nos anciens le savaient, qui chantaient plus que nous.

Le chant peut aussi nous aider à mieux **communiquer** en rendant notre voix moins monotone et surtout moins aiguë.

Car les voix aiguës passent mal et sont même parfois insupportables (les siffleurs feraient bien d'y penser)
Les bons orateurs ont une voix grave et mettent de la cadence dans leurs phrases.

Mais on peut toujours **éduquer** sa voix. Quelqu'un qui a une voix monotone peut faire des exercices de respiration et d'inflexion. Quelqu'un qui a une voix aiguë peut apprendre à développer les graves en pratiquant le chant. Et contrôler sa voix en évitant le dérapage dans les aigus, permet de rester maître de soi quand on doit *élever le ton*.
Avec un peu de travail, nous sommes tous capables de chanter. Savoir lire la musique n'est pas nécessaire.

Ce qui compte, c'est de se concentrer sur ses sensations et de **trouver** sa voix. Ceux qui ne souhaitent pas chanter, peuvent toujours fredonner ou chanter dans leur tête.

Alors chantons ou fredonnons, seul ou en groupe, sous le soleil ou sous la pluie, dans les moments heureux et les moments de blues.

## *Tout commence au petit déjeuner*

**U**n solide petit déjeuner pour commencer une journée est l'habitude de base à prendre. Souvenons-nous de nos infatigables ancêtres dont le petit déjeuner comprenait des crêpes, des fèves, du pain, des pommes de terre, des œufs...

Voici un petit déjeuner de référence.

- Au moins **deux fruits** de saison (pomme, banane, mandarine…) dont un fruit à enzymes (kiwi, ananas, pamplemousse...) ; Les fruits sont préférables aux jus de fruits, car ils contiennent davantage de fibres et aucun conservateur, additif, ni colorant...

- Un grand bol de **thé vert**. Les polyphénols du thé vert grâce à leurs propriétés antioxydantes, augmentent la souplesse des artères, diminuent la pression artérielle, fluidifient le sang, réduisent le vieillissement et la cancérisation des cellules.

On ne **sucre pas** son thé : les fruits sont le meilleur sucre. Si c'est trop dur, une petite cuillerée de sucre brun ou de miel de châtaignier fera l'affaire.

On ne verse pas de l'eau bouillante sur le thé vert, mais on l'infuse à 80°C maximum pour ne pas détruire les polyphénols. On n'y met pas de lait, car le lait annule les vertus du thé.

- Un **œuf bio** à la coque ou brouillé, idéalement de poules nourries aux graines de lin (championnes des oméga-3) et du **fromage** de chèvre ou de brebis ou du guacamole car **l'avocat** apporte des vitamines A,B,C,K,E, des oligo-éléments, des acides gras essentiels qui régulent le système nerveux et nourrit la peau.

- Trois tranches de **pain complet** ou trois galettes de **sarrasin** ou de **quinoa**.

## *Cocktails de légumes santé*

**C**'est Gayelord Hauser, grand nutritionniste américain, qui a le premier prôné l'usage des protéines et des jus de légumes frais.

Les jus de légumes sont le sang des plantes qui nous redonnent tout ce que le soleil, l'eau, l'air et la terre leur ont donné : la chlorophylle, les vitamines, les sels minéraux. Un demi-litre de jus de légumes frais par jour, c'est une bonne mine et une santé assurée, disait Gayelord. Voici les dix meilleurs cocktails de jus de légumes frais[7] :

- *Jus aux 8 légumes* : 3 carottes, 3 pointes d'asperges, 3 radis, 2 branches de céleri, 1 betterave, 1 ciboule, 1 petite gousse d'ail, 2 feuilles d'épinards.
Ce cocktail réduit la tension artérielle, a une action bénéfique sur le foie et les reins, diminue le cholestérol, prévient les infections des voies respiratoires et revitalise la libido.

- *Pomme, ail, céleri* : 4 pommes, 2 petites gousses d'ail, 2 branches de céleri. Idéal dans

---

[7] D'après Gayelord Hauser, Mes nouveaux secrets - Philippe de Mélambès, Jus et cocktails santé.

les moments un peu difficiles, par exemple un grand stress, physique ou mental, une grande tristesse... Assure une bonne forme tout au long de l'hiver.

- *Carotte, poireau, gingembre, persil* : 4 carottes, 1 poireau, 15 g de racine de gingembre, 1 poignée de persil. Le gingembre stimule la circulation, garantit la vitalité, le persil aide à éliminer les toxines, le poireau facilite la digestion, stimule le système immunitaire et augmente l'énergie.

- *Carotte, épinard, persil, kiwi* : 4 carottes, 1 feuille d'épinard, 1 poignée de persil, 1 kiwi. Extraordinaire concentré d'énergie, idéal avant un effort physique ou intellectuel. On peut remplacer le persil par du cresson et le kiwi par une pomme.

- *Céleri, radis, concombre, citron* : 1 branche de céleri, 2 radis, ½ concombre, ½ citron jaune.

- *Carotte, céleri, persil, pomme* : 3 carottes, 2 branches de céleri, 1 poignée de persil, 2 pommes. Le duo persil-céleri est diurétique et diminue la rétention d'eau.

- *Patate douce, navet, carotte* : 1 patate douce, 1 petit navet, 2 carottes. La patate douce qui contient très peu de sucre atténue l'amertume du navet.
Ce cocktail est un excellent revitalisant.

- *Épinard, chou-fleur, fenouil, céleri* : 2 tasses de feuilles d'épinard jeunes et bien fraîches, 1 tasse de chou-fleur, ½ tasse de fenouil avec bulbes et tiges, 1 branche de céleri.

- *Tomate, patate douce, gingembre, céleri* : 4 tomates, 1 patate douce, 28 g de racine de gingembre, 2 branches de céleri. Tonique et remontant.

Ne pas laisser les légumes tremper dans l'eau. S'ils sont bios, ne pas les éplucher, mais les rincer et les brosser.

On peut mettre une herbe aromatique (basilic, thym, romarin…), ajouter ½ citron pressé, quelques gouttes d'huile d'olive, un peu de Worcestershire, saler et poivrer très légèrement. Boire le cocktail tout de suite en appréciant ses saveurs.

## *Le jeûne de trois jours*

Ce jeûne détox donne d'excellents résultats sur la forme et la santé tout en faisant perdre deux ou trois kg.[8]

La veille : N'absorber que des substances aussi légères que possible (fruits, légumes, viande blanche, eau...) ; Pas d'alcool, de graisse, de beurre, de charcuterie, de sauce, de viande rouge, de pain, de fromage...

Premier jour : Prendre le matin à jeun, un dépuratif comme un jus de citron bien mûr qui purgera l'intestin. Pendant toute la journée, boire une à deux gorgées de **jus de légumes** pour remplacer les repas.

Ces jus seront faits maison et composés de plusieurs légumes frais (carottes, fenouil, céleri, choux, petit navet...) passés à la centrifugeuse.

---

[8] Dr Henry Puget, Remèdes de famille.

Ne boire que des boissons douces, comme l'eau non gazeuse, le thé au jasmin, le thé de Chine, les tisanes non sucrées ou mieux le thé vert qui favorise l'amincissement et possède des vertus tonifiantes et stimulantes ainsi que des propriétés diurétiques.

<u>Deuxième et troisième jour</u> : Les jus de légumes et les boissons douces permettront une régulation hydrique de l'organisme.

☞ À partir du quatrième jour, on reprendra progressivement l'alimentation habituelle. Un potage de légumes au début de chaque repas, des fruits et des légumes frais, pas de viande rouge, le moins de sel possible pendant deux ou trois jours.

On pourra faire ce jeûne de trois jours, tous les trois mois.

## *Boire de l'eau souvent*

Nous ne buvons pas assez d'eau. Cette eau qui constitue plus de la moitié de notre corps est indispensable au renouvellement des cellules et à la bonne circulation du sang.

Elle permet d'éviter les coups de fatigue, les crampes, les maux de tête, les trous de mémoire, les sécheresses cutanées.

Elle facilite la **digestion**, améliore la qualité du sommeil, prévient les calculs rénaux, les infections urinaires, soulage le mal de dos et des articulations.

Elle diminue les risques de **cancer** du côlon, du sein, de la vessie…

L'eau agit aussi comme un régulateur d'appétit et donc de **poids**.

Il faut prendre la ferme résolution de boire au moins 8 grands verres d'eau tous les jours, soit environ 1,5 litres.

Cela est facile dès qu'on prend conscience que, contrairement à des idées reçues, il faut boire un verre d'eau *avant* et *pendant* chaque repas, petit déjeuner compris. Ce qui fait déjà six verres. Plus un grand verre en milieu de matinée, un autre dans l'après-midi et le compte y est.

Quand on fait du **sport**, il faut s'hydrater *avant* (avec une eau riche en sodium pour compenser la perte de sel due à la transpiration) pour éviter l'installation de la déshydratation, *pendant* et *à la fin* des exercices pour éliminer les déchets liés à la production d'énergie.

Les adeptes de l'eau du **robinet** (200 fois moins chère que les eaux minérales) seront ravis d'apprendre qu'en Europe, l'eau est de bonne qualité et qu'elle soit calcaire n'est pas un inconvénient bien au contraire, puisque le calcium aide à renforcer les os.

## *Ces aliments ennemis du sommeil*

**L**es aliments ennemis du sommeil sont trop **stimulants** ou trop difficiles à **digérer** après le dîner.

☞ Les aliments **gras** qui demandent beaucoup d'énergie et de temps pour être digérés pendant le sommeil : Saucisson, pâté, rillettes, burger, chips, pizzas, crème fraîche, beurre…

☞ Le **fromage** : Le fromage, quel qu'il soit, est un aliment gras. Si vraiment vous ne pouvez pas vous en passer au dîner, optez pour le parmesan, les fromages suisses, la mozzarella.

☞ **La viande rouge** : Ses protéines fortes sont longues à digérer. Une entrecôte le soir risque de perturber l'endormissement et de provoquer des réveils nocturnes.

D'une manière générale, il faut limiter les protéines fortes le soir (viandes, œufs, poissons) et préférer les protéines légères comme la viande blanche (poulet, dinde) ou le yaourt.

☞ Les **noix** : Les noix contiennent beaucoup de matières grasses. Elles devraient donc être évitées avant le coucher. Notamment les noix de cajou, de macadamia et les arachides.

☞ Les aliments trop riches en **sucre** : les gâteaux, biscuits, cakes, céréales sucrées, crèmes glacées… contiennent beaucoup de sucre et de protéines qui stimulent le cerveau et peuvent garder le corps éveillé durant des heures.

☞ Certains **légumes** : Les brocolis, les poireaux, les choux, les pois, les concombres et l'ail sont difficiles à digérer. L'aubergine est le légume ayant la plus forte teneur en nicotine qui est un excitant. La tomate libère de la tyramine un acide aminé qui entraîne la fabrication de noradrénaline. Celle-ci a un impact sur la digestion, augmente l'activité du cerveau et empêche un endormissement facile et rapide. Quant aux salades qui sont des diurétiques naturels, elles pourraient bien vous obliger à vous lever plusieurs fois la nuit.

☞ Les **épices** trop relevées : cumin, gingembre, paprika, poivre, piment, curry… difficiles à digérer et qui peuvent entraîner des accès de chaleur durant la nuit.

☞ Les **légumineuses** comme les lentilles, les pois cassés… fermentent dans les intestins et mettent du temps à être digérés. Mieux vaut les déguster au déjeuner.

☞ Le **chocolat noir** : Ce n'est pas pour le peu de caféine qu'il contient qu'il vaut mieux l'éviter, mais parce qu'il contient des stimulants (tyrosine, théobromine, anandamide) qui activent le cœur et augmentent la fréquence cardiaque. Si l'on ne veut pas être excité avant la nuit, mieux vaut ne pas craquer pour un ou plusieurs carrés de chocolat noir.

☞ La nourriture **chinoise** et **japonaise** : Cette nourriture est riche en glutamate de sodium, un acide aminé qui accélère le métabolisme et procure un regain d'énergie. Pas vraiment l'idéal pour passer une nuit de rêve. Le glutamate se retrouve aussi dans les plats cuisinés industriels, les concentrés, les sauces, les chips, les gâteaux apéritifs.

Mieux vaut prévenir que guérir et aucun aliment miracle, ni complément alimentaire, ni somnifère n'est efficace, si l'on invite à dîner un ennemi du sommeil.

## *L'huile d'olive superstar*

Elle protège le cœur, abaisse la tension artérielle, rend la peau souple, calme la toux, soulage les brûlures de la gorge, favorise la croissance des cils.

Elle blanchit l'émail des dents, renforce les ongles, empêche la constipation (1 cuillère à soupe le matin à jeun et le soir après dîner) et combat les ulcères d'estomac et les gastrites.

Des cinq grandes stars reconnues par tous les nutritionnistes du monde (ail, citron, huile d'olive, thé vert, vin rouge), la superstar c'est elle. Quand elle est AOC extra vierge et qu'elle vient de France ou d'Italie, elle se déguste comme un bon vin.

On commence par sentir ses **arômes** de pomme, d'amande, de fruit rouge, de genêt… puis on la fait rouler en bouche pour apprécier son incroyable palette aromatique.

On l'aime plutôt douce *fruité vert*, plutôt mûre *fruité corsé* ou presque sucrée *fruité noir*. Ma préférée : La Château Virant d'Aix-en-Provence,

aux dominantes d'artichaut, d'herbe fraîche, de pomme et d'amande.
Surtout l'huile d'olive crue est une **mine d'or** liquide à la base du fameux régime crétois.

Grâce à ses acides gras essentiels (oméga-9) et à ses polyphénols antioxydants (vitamine E et provitamine A), elle fait baisser la tension artérielle, le taux de sucre dans le sang et protège le cœur. Elle augmente le bon cholestérol HDL et réduit le mauvais cholestérol LDL.

Antivieillissement, antiinflammatoire et anticancer, l'huile d'olive est aussi notre meilleure alliée **minceur**, car elle agit comme un coupe-faim en diminuant la sensation de faim.

Si vous voulez mincir, prenez avant chaque repas une cuillérée à soupe d'huile d'olive. Et pour l'apéritif, préférez les olives, elles vous empêcheront de vous jeter sur les chips, biscuits salés et autres tentations diaboliques.

Avant un repas de fête riche et arrosé, une cuillérée à soupe d'huile d'olive va tapisser l'estomac et ralentir le passage de l'alcool jusqu'au foie. Et les lendemains de fête, une cuillérée à soupe d'huile d'olive mélangée au jus d'un citron, fera oublier la gueule de bois.

On refusera les huiles d'olive pâlottes et sans odeur et on choisira une huile extra vierge, c'est-à-dire non raffinée et pressée à froid, plus exactement à moins de 27°C, parce que le raffinage détruit les polyphénols présents naturellement dans l'olive.

La star n'a qu'une faiblesse, mais quelle star n'en a pas ? : Elle est pauvre en oméga 3 et en acide linoléique. Il est donc intéressant de la mélanger à de l'huile de **colza** ou de **tournesol**, riches en oméga-3 et en acide linoléique.

On gardera la star à l'abri de la chaleur et de la lumière, sans la réfrigérer.

Et on prendra chaque jour au moins deux cuillérées à soupe d'huile d'olive extra vierge sur des salades, des légumes, des pâtes, des céréales, du riz, du pain complet... si l'on veut vivre longtemps, avec une peau lisse et souple, en meilleure forme et en meilleure santé.[9]

---

9 Julie Frédérique - L'huile d'olive, c'est malin.

## *Cinq lunettes pour mieux communiquer*

Quelle que soit la situation de communication, en tête-à-tête, face à deux personnes, devant un petit groupe ou un auditoire, je peux vouloir :

✓ Séduire et plaire en pratiquant la **conversation**,
✓ Échanger et approfondir des idées avec des personnes que je vais écouter et qui vont m'écouter, au cours d'un **dialogue**,
✓ Influencer et convaincre au cours d'un **débat**,
✓ Je peux vouloir tout simplement accompagner ce qui est dit, en étant **neutre**,
✓ Je peux vouloir pratiquer ce que l'on appelle le *small talk* qui est une conversation volontairement **légère** et superficielle qui permet de ne pas entrer ou de se décentrer d'un sujet délicat,
✓ Je peux aussi vouloir **provoquer** pour faire réagir, encourager, faire réfléchir, libérer des tensions non exprimées.

Pour communiquer efficacement, je dois *savoir ce que je veux obtenir*. Voici une visualisation efficace qui peut m'aider.

Dans *le carnet d'or* de Doris Lessing, le personnage principal tient cinq carnets de vie. Le noir pour le travail littéraire, le rouge pour l'engagement politique, le jaune pour les sentiments privés, le bleu pour ce qui est en rapport avec la psychanalyse, *le carnet d'or* tentant de rassembler le tout.

Pour mieux communiquer, je peux aussi imaginer **cinq lunettes** à porter dans cinq situations :

- Des lunettes transparentes quand je veux seulement accompagner et être neutre,
- Des lunettes roses pour le *small talk*,
- Des lunettes bleues quand je veux converser,
- Des lunettes vertes quand je veux dialoguer,
- Des lunettes rouges quand il faut débattre.

Car savoir d'emblée ce qui doit être dominant dans une situation de communication, permet de bien l'engager et de bien la maîtriser. Par exemple :

☞ Je m'ennuie fort dans une soirée où je ne peux ni converser, ni dialoguer, ni débattre, ni même faire un peu d'humour.
Je mets sans regret mes lunettes **transparentes**, neutres du point de vue de la communication, et je m'endors…

☞ Je suis devant un adolescent en pleine crise et en pleine interrogation sur lui et sur sa vie. Je connais bien les pièges de cette situation. Je ne peux ni converser, ni dialoguer, encore moins débattre mais je dois introduire de l'humour. Je mets tranquillement mes lunettes **roses**, celles du *small talk*.

☞ Mon épouse est invitée avec moi, à dîner chez une de ses relations. Elle me demande d'être le plus agréable possible et de n'aborder aucune discussion trop sérieuse.
Je comprends et je mets en souriant mes lunettes **bleues**, celles de la conversation *cool*.

☞ Je suis manager d'équipe et je me prépare à l'entretien d'évaluation annuel avec un de mes collaborateurs.

C'est un moment difficile pour moi et redouté pour lui. Il ne s'agit ni d'accompagner, ni d'en rester au *small talk*, ni de converser ou de débattre, mais de dialoguer.

Je mets alors mes belles lunettes **vertes** et je me prépare à l'écoute, à l'échange, à l'interaction, et aussi à la mise en question de ce que je vais dire.

☞ Je suis conseiller municipal et je participe à une réunion attendue par l'opposition.
Je mets en me concentrant mes grosses lunettes **rouges**, celles du débat et je me prépare à argumenter et à réfuter.

## *Converser n'est pas dialoguer*

Nous confondons trop souvent conversation et dialogue. Nous croyons dialoguer, alors que nous ne faisons *que* converser.

Converser, c'est échanger des impressions, des nouvelles, des rumeurs, des humeurs, dans le but de nous distraire.

Dialoguer, c'est mettre **en commun** des idées, des doutes, des questions, en les soumettant à la critique bienveillante d'autres personnes. C'est accepter **l'interaction** et aussi la **remise en cause** de ce que l'on pense et de ce que l'on dit.

Le dialogue demande une **écoute** plus fine que la conversation. Croire qu'on dialogue alors qu'on ne fait que converser est très frustrant pour les autres : épouse, enfants, collaborateurs…

Mais pour qu'un vrai dialogue puisse avoir lieu, il faut que chacun ait réfléchi à ses arguments et surtout accepte de voir ses arguments réfutés. Comme l'a écrit Platon[10]:

---

10 Platon, Gorgias.

- Quelle sorte d'homme je suis ? De ceux qui ont plaisir à être réfutés, si je dis quelque chose qui n'est pas vraie, mais qui ont plaisir à réfuter si un autre dit une chose qui n'est pas vraie, et qui n'ont pas moins de plaisir à être réfutés qu'à réfuter.

- Si tu prétends toi aussi avoir cette tournure d'esprit, poursuivons la discussion, mais si tu crois qu'il faut l'abandonner, tenons-nous-en là et mettons fin à la discussion.

Mieux vaut refuser le dialogue que de tenter le **faux dialogue** qui est souvent très frustrant.

Pour cela, je peux faire deux choses : Soit refuser toute discussion sérieuse en mettant mes lunettes roses, celles du *small talk*, soit refuser tout échange en m'aidant d'une image mentale, comme celle-ci : Mon interlocuteur et moi sommes sur les deux voies opposées d'une autoroute, voies qui n'ont aucune chance de se croiser.

## *Réagir ou répondre ?*

**I**l y a une question qu'il faut toujours se poser. Ce que je m'apprête à dire ou à faire, est-ce une *réaction* qui vient de la pression que l'on exerce sur moi ou bien une *réponse* qui vient de moi et de moi seul ?

Souvent, nous ne prenons pas le temps de répondre, parce que réagir va plus vite, demande moins d'efforts et surtout est plus valorisant.
Mais ce n'est pas toujours un bon choix.

Songez à ceci : êtes-vous vraiment *obligé* de réagir tout de suite à ce mail, ce SMS, ce coup de téléphone ? Êtes-vous vraiment *obligé* de décider maintenant si vous faites cet achat coûteux ?

Êtes-vous vraiment *obligé* de prendre cette décision tout de suite, dans cette affaire compliquée ? Non, le plus souvent, vous n'êtes pas *obligé* de réagir si vite.

Pour répondre, plutôt que réagir, il faut se donner un peu de temps, se poser, respirer, et observer. D'écouter son souffle, son corps.

Que nous dit-il à propos de cette **pseudo-urgence** ? Est-ce qu'elle met mon corps en joie ou en stress ?

Prendre le temps d'observer ses pensées et ses impulsions… de respirer encore et encore… Puis décider tranquillement de ce que l'on va faire, décider lucidement de répondre au lieu de réagir instinctivement.

Laissons-nous toujours le **temps** de décider et ne contribuons pas à accroître cette pollution des accélérations inutiles, ne participons pas à cette contagion des injonctions à faire vite.

Nous laisserons ainsi du temps à nos interlocuteurs en leur permettant à eux aussi, de réfléchir et de répondre plutôt que de réagir.
Et cela nous permettra de mieux communiquer en famille et au travail.[11]

---

11 D'après Christophe André, 3 minutes à méditer.

## *S'imprégner de ce qui est bon et positif*

**N**os expériences et nos émotions (ce que j'ai ressenti quand j'étais amoureuse, la colère face à mon patron...) bâtissent notre esprit, comme ce que nous mangeons bâtit notre corps.

Mais notre cerveau depuis la nuit des temps, pour nous permettre d'être sur nos gardes et survivre, a été façonné pour enregistrer, stocker et se rappeler surtout des **expériences négatives**.

Et donc même lorsque les expériences heureuses sont plus nombreuses, la pile de souvenirs négatifs grossit plus vite et nous incline naturellement à la morosité et au pessimisme.

Bien entendu, les expériences négatives ont leur intérêt. La perte et le deuil ouvrent le cœur, le remords sert de boussole morale, la colère souligne les torts qui doivent être redressés...

La solution n'est donc pas d'éliminer les expériences négatives, mais de nous imprégner de nos expériences positives, afin que dans notre cerveau, elles passent devant les négatives.

Et pour cela il faut commencer par transformer les faits positifs en **expériences positives**. Il y a plein de choses positives autour de nous, mais la plupart du temps nous ne les remarquons pas ou nous les ressentons à peine, car nous n'y sommes pas suffisamment attentifs.

Quelqu'un se montre agréable, une fleur s'ouvre, nous venons à bout d'un projet difficile, nous percevons en nous une qualité remarquable, mais tout glisse trop vite et passe sans nous atteindre.

Recherchons **activement** les bonnes nouvelles, en particulier les choses de la vie quotidienne comme le sourire d'un enfant, le vol d'un papillon, l'odeur d'une orange, un souvenir qui nous a rendu heureux, un succès…
Savourons l'expérience positive, en la faisant durer pendant 5, 10, 20 secondes…

Ne laissons pas notre attention s'envoler vers autre chose. Plus nous maintiendrons cette expérience dans la conscience, plus elle sera stimulante sur le plan émotionnel et plus elle laissera une trace profonde dans notre mémoire.

Focalisons-nous surtout sur nos émotions et sur nos **sensations** corporelles, puisqu'elles sont l'essence de la mémoire. Laissons l'expérience remplir notre corps et s'intensifier.

Par exemple, si quelqu'un se montre sympa envers nous, laissons cette sensation réchauffer notre poitrine. Sentons l'expérience pénétrer dans notre corps et dans notre esprit, comme l'eau dans une éponge et comme la chaleur du soleil dans notre dos.

Et ces bienfaits s'appliquent aux **enfants**. S'imprégner du positif est particulièrement intéressant pour les plus actifs et les plus anxieux d'entre eux.

Car les enfants débordent d'énergie et passent souvent à autre chose, avant que les sentiments positifs n'aient le temps de se consolider dans leur cerveau.

Et les plus anxieux ont tendance à ignorer les bonnes nouvelles.

Par exemple, quels que soient leurs tempéraments, encourageons-les à faire une **pause** à la fin de la journée pour penser à ce qui les ont rendus heureux (un chat, un lapin, un chien, un compliment de la maîtresse, une victoire des Bleus…) puis laissons-les s'imprégner de ces sentiments et de ces pensées.

Il est bon de s'imprégner du bon.

C'est un remarquable moyen de développer les émotions positives, qui ont d'innombrables **bienfaits** sur notre santé physique et mentale.[12]

---

12 Rick Hanson, Le cerveau de Bouddha.

## *Mettre du miel dans sa communication*

**À** la mort de Platon, des abeilles vinrent se poser sur ses lèvres, car ses paroles étaient douces comme le miel, dit la légende.

Il faut savoir mettre dans sa communication, quand il le faut, un peu de miel, c'est-à-dire des mots qui décrivent des **émotions**.

Car rien ne fait davantage plaisir que d'entendre : J'aime ce que vous portez, J'aime ce que vous faites, Je suis fier de vous.
Soldats ! Je suis content de vous, disait Napoléon.

On souffre trop souvent d'avoir des rapports **trop froids**, sans émotion. Certains parents, certains managers se comportent comme de vrais handicapés à ce sujet.

Voici par exemple, comment faire d'un *reproche*, une simple *doléance* :

> *Quand tu as fait... j'ai ressenti...*
> *J'aurais préféré que tu fasses...*

Par exemple : Je n'ai pas de nouvelle de toi depuis trois semaines, tu ne penses décidemment qu'à toi, est un **reproche**.

Je n'ai pas de nouvelle de toi depuis trois semaines, *j'ai le sentiment* de ne pas compter beaucoup pour toi, *j'aurais aimé* un coup de téléphone est une **doléance** plus douce et plus facile à accepter.

Mais ce n'est pas mettre de l'émotion que de dire à quelqu'un, bon courage, vous avez l'air fatigué, tu as des soucis ?

Cela, c'est le degré zéro de la communication, car les **mots noirs** comme fatigue, soucis... vont dans la tête de mon interlocuteur, vibrer comme des cordes de harpe.

Mettre, quand on le peut, de l'émotion dans sa communication, c'est y mettre comme Platon, une goutte de miel.

## *Carré d'as !*

Le secret d'une communication réussie, c'est de savoir poser les bonnes questions, au bon moment.

Et souvent de *commencer* par là.

Car, outre le fait de nous faire apprécier en montrant que nous nous intéressons aux autres, cela nous aide à bien communiquer dans toutes sortes de situations, faciles ou difficiles.

Un enfant, un élève demande, c'est quoi l'écologie ? Vous vous retenez de répondre et vous lui retournez la question, c'est quoi pour toi l'écologie ? Attitude créative, beaucoup plus enrichissante pour lui et pour vous. Cela demande juste un peu de maîtrise de soi et de patience.

Plus difficile. Vous êtes devant quelqu'un qui est dans le dénigrement et qui critique quelqu'un que vous aimez bien. "Jean-Luc est un balourd qui n'a aucune profondeur"

Pour éviter de surréagir (affirmation contre affirmation), vous avez le réflexe de poser d'emblée une question.

- C'est quoi pour toi un balourd ? Qu'est-ce qui te fait dire que Jean-Luc n'a aucune profondeur ? C'est quoi exactement la profondeur ? ; Avons-nous tous besoin d'être profonds pour réussir notre vie ?

Et pour nous aider à avoir le réflexe de poser d'abord des questions, on peut utiliser cette **visualisation** :

Dès que tu es face à quelqu'un, tu imagines que tu as en main un jeu de cartes et que la première carte que tu vas tirer est un as, c'est à dire une question.

Et quand tu auras tiré ton **carré d'as**, tu auras gagné[13].

---

13 Henry Ranchon - Mon coach, c'est Moi !

### _Décrire ses émotions_

<u>C</u>ertains n'ont pas de mot pour traduire leurs émotions parce qu'ils ne savent pas ce qu'ils **ressentent**.

Comme cette jeune cambodgienne retrouvée après dix-huit ans passés seule dans la jungle, qui n'exprimait plus aucune émotion, parce qu'elle ne savait plus parler.

L'alexithymique n'a pas de mot pour traduire ses sentiments parce qu'il est incapable de connaître leur nature. Il ne sait pas ce qu'il ressent et cela entraîne une confusion permanente entre ses douleurs affectives et ses douleurs physiques. On dit qu'il somatise.

Les managers de culture scientifique et technique n'ont souvent pas les mots pour exprimer ce qu'ils ressentent.

Quant aux gens déprimés qui n'ont plus ni désir, ni plaisir, ils sont incapables de parler de leur tristesse ou de leur stress. Ils ne parviennent pas à identifier leurs sentiments, deviennent irritables et nerveux et sont de plus en plus dépressifs.

Tant que je suis incapable d'identifier mes émotions, je ne peux pas en parler et je suis aussi incapable de comprendre les émotions des autres.

La communication et les relations sont plus difficiles en famille et au travail, les conflits plus nombreux.

Au contraire, quand j'identifie précisément ce que je ressens, je peux remonter aux **sources** de l'émotion, repérer l'émotion cachée derrière celle qui est visible (comme la jalousie derrière la colère ou la frustration derrière l'agressivité), je peux même visualiser l'émotion sur une échelle imaginaire pour mieux la contrôler.

Et je peux ainsi trouver **la réponse** la mieux adaptée.

La première chose à faire pour mieux contrôler ses émotions est donc de reconnaître et de **nommer** exactement dans le détail ce que l'on ressent, au moment où on le ressent, surtout pour les émotions négatives (colère, peur, tristesse, dégoût, jalousie, honte…) qui sont les plus difficiles à contrôler.

Par exemple, dans les actions de médiation entre des jeunes qui se sont *embrouillés*, on commence par faire un bilan de ce qu'ils ont ressenti.

Et dans cette nouvelle thérapie à distance (web-thérapie), des patients qui ont subi des traumatismes sévères comme les Irakiens, décrivent par mail, ce qu'ils ont vécu et ce qu'ils ont ressenti, précisément et dans le détail.

Voici un moyen simple pour identifier ce que je ressens : Je me parle en étant le plus précis possible et en commençant mes phrases par *je*, sans détour et sans prendre de gant :

- Qu'est-ce qui m'arrive exactement, ici et maintenant ?
- Je suis énervé quand je suis coincé dans les embouteillages.

- Je suis d'une humeur massacrante ce matin. Tout le monde m'exaspère. J'en ai des picotements dans le dos et les mains.
- Je suis terriblement jaloux en ce moment. Cela me rend agressif et triste.

Mais il faut aussi prendre conscience des pensées qui sont **associées** à ces émotions.

Par exemple, je suis énervé quand je suis coincé dans les embouteillages, *parce que* j'ai l'impression d'être inutile, de perdre mon temps, d'augmenter la pollution, de fatiguer ma voiture, de m'ankyloser…

S'efforcer de passer d'un désordre affectif vague, je n'ai pas le moral à quelque chose de **plus précis**, comme je suis contrarié, je suis énervé, je suis en colère, je suis triste… *parce que*… est une clef de maîtrise de soi.

## *Vaincre son émotivité*

**L**'émotivité, ces bouffées d'émotions plus ou moins fortes que l'on a dans certaines situations, peut être la meilleure ou la pire des choses.

La meilleure quand on la contrôle, car elle donne de la profondeur à la pensée et à la communication, comme par exemple le bon trac qui fait donner le meilleur de soi-même.

Mais l'émotivité peut être la pire des choses quand elle devient paralysante, quand elle fait perdre ses moyens, quand elle fait trembler ou transpirer sans raison, quand elle fait bafouiller ou empêche de prendre la parole, quand elle enferme dans une timidité maladive et empêche de nouer de nouvelles relations.

Sans compter des réactions incompréhensibles pour l'entourage (agressivité, colères, bouderies, susceptibilité...) et une énorme perte d'énergie car l'émotif fait une montagne de tout.

Un hyper émotif peut être même sujet à des crises de panique : phobie de l'enfermement, de l'obscurité, des chiens, des serpents, des araignées, des cafards, des immigrés...

Pour vaincre son émotivité, le moyen le plus efficace est de **s'exposer** aux situations redoutées. Par exemple dans la thérapie EMDR[14] on revisite les souvenirs traumatiques pour s'en libérer.

- J'étais un timide maladroit, pour m'en défendre, j'ai choisi d'attirer le regard, dit Cédric Vilani (médaille Fields de mathématiques 2010) en arborant une énorme lavallière rouge.

- C'est le théâtre qui m'a guéri de ma timidité maladive avoue l'acteur Philippe Torreton, même si j'étais mort de trouille au début avant de monter sur scène.

---

14 L'EMDR est une méthode psychothérapeutique pour traiter les états de stress post-traumatique, basée sur le mouvement des yeux.

Et le secret d'une exposition réussie, c'est la **progressivité**. Par exemple, un étudiant qui est émotif quand il prend la parole, va demander de faire des commentaires devant ses camarades, courts au début, puis de plus en plus longs.

Un jeune manager qui est émotif en réunion, va s'efforcer d'animer d'abord des briefings, puis des petites réunions avec peu de monde, avant de conduire des réunions plus importantes.

Un grand timide devant les filles (et inversement), va faire l'effort d'aller au-devant de certaines d'entre elles dans un premier temps, puis cherchera à en rencontrer d'autres et de plus en plus.

Une autre clé est la suivante : Lorsque l'on est dans un état de forte émotivité, on a tendance à respirer de plus en plus vite, ce que l'on appelle l'hyperventilation.

Celle-ci va renforcer l'état émotif en provoquant des blocages respiratoires pouvant aller jusqu'à une sensation d'étouffement, bien connue des plongeurs débutants.

Il faut donc s'habituer à **bloquer** sa respiration trois ou quatre secondes à la fin de l'inspiration et à la fin de l'expiration, seul moyen de stopper l'hyperventilation.

Une personne émotive peut aussi s'aider par la **visualisation** comme cette très ancienne visualisation tibétaine : Quand j'inspire, je vois la situation redoutée en noir (ce que je crains), quand j'expire, je la vois auréolée d'une lumière blanche (ce que je désire)
J'insiste sur l'expiration, je me détends et je lâche prise.

Sans oublier toutes les techniques basées sur le souffle (jogging, vélo, marche, méditation, relaxation…), les oméga-3 qui nourrissent le cerveau émotionnel et… les infusions de fleurs d'aubépine.

## *Faire face aux émotions des autres*

**V**oici selon David Servan-Schreiber, [15] les cinq questions à poser, pour aider quelqu'un qui souffre, les Questions de l'ELFE.

**Q** pour **Question** : *Que s'est-il passé ? Que vous est-il arrivé ?*

Quelqu'un qui souffre doit d'abord pouvoir dire ce qui s'est passé, ce qui lui a fait mal, sans se perdre dans les détails. Il faut l'écouter en l'interrompant le moins possible pendant **3 minutes**, pas plus. Exactement comme le fait un médecin.

Car au-delà de 3 minutes, si on laisse la personne se perdre dans les détails, on risque de ne jamais arriver à l'essentiel. Et l'essentiel, ce ne sont pas les faits, mais les émotions.

**E** pour **Émotion** : *Qu'avez-vous ressenti ?*

**L** pour **Le plus difficile** : *Qu'est-ce qui a été le plus difficile ?*

---

15 David Servan-Schreiber, Guérir.

Cette question aide à plonger au cœur de la douleur. Cette question sert à focaliser l'esprit de celui qui souffre et lui permet de regrouper ses idées sur ce qui lui fait le plus mal.

**<u>F</u>** pour **Faire face** : *Qu'est-ce qui vous aide à faire face ?*

Il ne faut pas sous-estimer la capacité des gens à sortir des situations difficiles. Ce dont ils ont le plus besoin, c'est qu'on les aide à retomber sur leurs pieds, pas qu'on règle les problèmes à leur place. Mais nous avons tous du mal à admettre que les gens y compris nous et nos enfants, sont plus forts que nous le pensons.

**<u>E</u>** pour **Empathie** : *En vous écoutant, j'ai ressenti et j'ai compris que...*

Pour conclure, il est utile d'exprimer avec des mots sincères ce que l'on a éprouvé en écoutant l'autre.
Pour simplement lui dire que pendant quelques minutes, sa peine a été partagée.

## *Apprendre aux enfants à dire ce qu'ils ressentent*

**U**n enfant qui n'a pas appris à exprimer ses émotions très tôt, peut se retrouver à l'adolescence avec des angines à répétition, des maux de dos, de gorge, de tête, de ventre, des allergies, des maladies psychosomatiques[16]…

Or un enfant ne sait pas ce qu'il ressent jusqu'à ce qu'on le lui apprenne, car les zones corticales supérieures du cerveau qui lui permettraient de mettre des mots sur ce qu'il vit, ne sont pas encore construites.

Il faut donc lui apprendre très tôt à **exprimer** ses émotions, à les identifier, à les nommer correctement pour qu'il les accepte et qu'il puisse communiquer sur elles.

Les régions du corps varient selon chaque enfant, mais elles se situent toujours au niveau du **ventre**, de la **gorge**, de la **poitrine**. Par exemple, pour l'un, la peur se situera dans le

---

16 C.Larabi, Aidez votre ado à avoir confiance en lui.

ventre, pour un autre plutôt dans la gorge et pour un autre plutôt dans la poitrine.

Pour y parvenir, il faut écouter l'enfant *vraiment*, sans le juger ni le conseiller, sans le diriger, simplement en accueillant son émotion et en l'aidant à mettre des **mots** sur ce qu'il vit.

En évitant la question *pourquoi*. Pourquoi tu as peur ? Car elle incite l'enfant à réfléchir alors qu'il n'en est pas encore là.

Il a besoin d'exprimer son émotion, pas d'en parler, encore moins d'essayer de l'expliquer. Dire tout simplement, tu as peur, très peur, c'est ça ? Moi aussi j'avais peur la nuit quand j'étais petit(e)

Et surtout, il faut éviter des expressions dangereuses qui poussent l'enfant à **refouler** ses émotions comme :
"Un garçon ne pleure pas. T'es pas belle quand tu pleures. Une grande fille comme toi! Ce n'est rien, tu n'as pas mal. Tu verras quand tu seras grand. C'est pas grave"
Et le pire de tout "C'est l'âge bête !"

## *Savoir communiquer avec les ados*

En général et sauf divine surprise, la communication avec un ado est difficile. Il vaut mieux en prendre son parti et se contenter de parler le plus légèrement possible.
En attendant que les nuages passent.

Car l'adolescence est l'âge de toutes les interrogations et de toutes les angoisses. Où aller ? Avec qui ? Pourquoi ? Comment ? Vais-je y arriver ? Voudrions-nous vraiment revivre notre adolescence ?

C'est l'âge d'opposition maximale aux parents, parce que s'opposer est le moyen le plus simple de montrer ce que l'on ne veut pas et de tenter de trouver ce que l'on cherche.

L'adolescence est aussi l'art d'en dire le moins possible aux parents, parce qu'il n'est pas facile de parler de ce qui arrive pour la première fois et aussi parce que ne rien dire de ses activités est un moyen de se détacher des parents, démarche indispensable pour devenir autonome.

Si un adolescent racontait en détail à son père ou à sa mère ce qu'il a fait pendant la journée, ce qu'il a en tête et ce qu'il désire, c'est qu'il continuerait à faire l'enfant. Et bien entendu, les ados en disent le moins possible sur ce qui leur tient le plus à cœur.
D'où le désarroi des parents et les conflits.

Une difficulté particulière est que parents et ados ne sont pas sur le même registre de communication. Celui de la *rationalité* pour les parents, celui des *émotions* pour les jeunes.

Et pour les parents, la rationalité c'est toujours ce qui fâche, à commencer par les décibels, le désordre et le travail au collège ou au lycée.

Une autre difficulté est que l'expérience des parents a peu de signification aux yeux d'un adolescent qui cherche sa voie. Rien ne peut exaspérer davantage un ado que d'entendre le cortège de conseils venant des parents.
Conséquence : La plupart des jeunes rencontrent des difficultés de communication,

notamment avec leur **père** qui reste souvent plus difficile d'accès.

Comment gérer tout cela ?

D'abord faire un travail sur soi en se rappelant ce que l'on craignait, ce que l'on ressentait, ce que l'on espérait, quand on était soi-même adolescent.

Ensuite, ne pas chercher à communiquer vraiment et à dialoguer, car il y a trop de paramètres. Il est bien plus efficace d'être le plus neutre et le plus discret possible, tout en restant disponible et prêt à répondre à la demande quand elle sera là.

Il faut absolument mettre de la **légèreté** dans la communication et en cas d'attaque lancée le plus souvent le soir à table, pratiquer l'amortissement humoristique : Attention, torpille n°2 sur cible dans 2 secondes !

Car même s'ils ne le montrent pas dans l'instant, les ados sont très sensibles à **l'humour**, parce que l'humour les décentre de leurs angoisses et les rassure.

Surtout, dès que l'on est englué dans un désaccord ou un conflit, s'efforcer de pratiquer le **décentrage**, qui consiste à changer de sujet et à parler d'autre chose, notamment d'écologie ou d'humanitaire qui font un carton chez les jeunes.

Et un jour, au moment où nous nous y attendrons le moins, il ou elle, viendra nous parler de son groupe de danse orientale, de hip-hop ou de rock.

Nous pourrons alors mettre nos belles lunettes vertes et commencer à dialoguer.[17]

---

17 Catherine Vincent, Le Monde.

## *Faites des compliments !*

**I**l faut savoir mettre dans ses paroles, quand il le faut, des mots qui décrivent des émotions.

Il faut oser exprimer ce que l'on ressent, au moment où on le ressent. Rien ne fait davantage plaisir que d'entendre, j'aime ce que vous portez, j'aime ce que vous faites, je suis fier de vous.

Dans beaucoup d'entreprises, les gens souffrent d'anomie, c'est-à-dire d'avoir des rapports **trop froids**, sans émotion. Beaucoup de managers et hélas de parents, se comportent comme de vrais handicapés à ce sujet.

Un soir, après un toast de compliments que j'avais porté à mon fils pour son anniversaire, nous avons entendu un de ses copains dire, j'aimerais bien que mon père me fasse des compliments.

J'ai compris à ce moment, pourquoi dans toutes les enquêtes, la majorité des ados se plaignent d'avoir des rapports trop distants et trop froids surtout avec leurs **pères**.

Quant aux enfants, les compliments sont pour eux une seconde nourriture.

Alors prenons l'engagement de faire au moins un compliment par jour, à son épouse, à ses enfants, à ses amis, à ses collaborateurs, à ses étudiants, à la postière, au boulanger, à la caissière, à l'infirmière…

Car les compliments **font du bien** aux autres en montrant l'attention que l'on a pour eux, et nous font du bien aussi, en nous décentrant de nous-mêmes et en ralentissant un peu le temps.

Au fond, faire des compliments sincères et mérités, relève d'une authentique maîtrise de soi, puisqu'un compliment n'est autre que de la **bienveillance maîtrisée**.

Faire des compliments, c'est mettre un peu de miel dans ses paroles. Merci Platon !

## *Se créer des images mentales et visualiser*

Visualiser, c'est fixer ses pensées et ce que l'on ressent sur un support précis et détaillé que l'on peut mettre en images.

- Lorsque je suis nerveux et tendu, je visualise que je suis à la périphérie d'une galaxie perdue dans une banlieue quelconque du cosmos ou que je vois du cosmos, une toute petite planète bleue sur laquelle je suis, la terre, écrit Brian Greene.[18]

- Pour ne pas bouger d'un millimètre, pendant la visée, j'imagine que mon bras est une poutre métallique qui doit toucher la cible. Et pour rester parfaitement stable, je me dis que mes deux jambes sont les piliers de la tour Eiffel, ancrés au plus profond du sol, dit Franck Dumoulin, champion olympique du tir au pistolet.

En méditation, on apprend à fixer ses pensées sur la respiration. Et on peut ainsi parvenir à

---

18 Brian Greene, La magie du cosmos.

des choses étonnantes, comme par exemple, contrôler son rythme cardiaque.

Autre exemple. Nous connaissons tous des moments de stress passager, des petites bouffées d'angoisse, additions d'énervement, d'inquiétude, de questions que l'on se pose, de doutes sur soi et sur les autres etc.

Voici l'image que l'on peut se créer pour ces moments-là. Je vois avec tous leurs détails **deux thermomètres** gradués sur une échelle de 0 à 10. À gauche, celui de l'angoisse que je ressens, à droite celui de son importance réelle. Quand je regarde alternativement les deux thermomètres, ma petite bouffée d'angoisse disparaît.

La visualisation peut aussi s'appliquer à des choses plus délicates comme les **préjugés**.

Par exemple, pour éviter d'avoir un préjugé négatif sur une personne, je m'efforce d'imaginer et je visualise qu'elle a réalisé des choses difficiles que je respecte.

## *Être à la fois concentré et détendu*

**À** Tokyo, dans le pavillon des arts martiaux du sanctuaire *Meiji,* une salle est spécialement aménagée pour le tir à l'arc.

Les maîtres venus de tout l'archipel, s'y entraînent en cherchant à parfaire leurs gestes. En faisant cela, ils parviennent à se décentrer du résultat à obtenir, ce qui les rend moins contractés et moins tendus.
C'est cela le secret de l'archer : Pour atteindre le cœur de sa cible, l'archer doit se détendre en faisant un **lâcher prise mental**.

Être concentré et détendu *en même temps*, voilà la clef : On savait qu'il fallait être concentrés et aussi décontractés, disait Didier Deschamps capitaine de l'équipe de France de foot, champion du monde 1998.

- Ma volonté est d'atteindre la perfection du geste, sans jamais mettre un résultat derrière cette volonté. Mon classement j'y pense après avoir tiré la dernière balle, disait Franck Dumoulin, champion olympique 2000 du tir au pistolet.

- Je m'étais organisé pour avoir toujours à l'esprit la notion de plaisir, pour ne pas me laisser gagner par la peur de perdre et d'autres pensées parasites, disait Stéphane Diagana, premier champion du monde français d'athlétisme en 100m. haies.

- Tout athlète est composé de deux personnages : le maître et l'artiste. Le premier analyse et évalue les conséquences, le second est créatif, joueur et spontané. Important à l'entraînement le maître se révèle nuisible le jour de la compétition.

- Quand le maître prend la barre, le corps est tendu, et crispé. Il se relâche quand l'artiste prend les commandes.[19]

On sait qu'en compétition, un nageur qui évalue sa situation en regardant les lignes d'eau voisines perd en efficacité. Et les golfeurs savent que viser une zone plus large que le trou, par exemple de la taille d'une baignoire, supprime une trop grande tension et les rend plus efficaces.
- Il faut se concentrer sur la zone et ne pas se fixer sur le cochonnet, dit Bruno Le

---

19 Hubert Ripoll, Le mental des champions.

Boursicaud quadruple champion du monde de pétanque.

- Il s'agit de focaliser son attention sur les moyens à mettre en œuvre pour être performant plutôt que sur la victoire elle-même, car l'enjeu lié à la victoire peut être anxiogène et extrêmement inhibant, ajoute un psychologue du sport.

On n'aboutit à rien quand on est trop tendu, et cela peut provoquer des désastres en couple et en famille.
Pour parvenir à être à la fois concentré et détendu, travailler sa respiration est essentiel.
Elle doit être ample et régulière avec de longues expirations. On peut s'aider en courant ou en faisant du yoga.

Sois comme l'archer, concentré et détendu quand tu dois l'être, et entraîne-toi à maîtriser ta **respiration** en ralentissant tes inspirations et en accentuant tes expirations.
Tu te donneras alors toutes les chances de gagner, en compétition, en négociation, en entretien, en entreprise, en famille.

## *Yoga anti-stress*

**B**roadway 20 juin, 8h. Sur la plus célèbre avenue de New-York, Times Square, pour saluer l'arrivée de l'été, s'est transformé en un immense cours de yoga en plein air. 1.500 matelas de yoga ont été distribués et toute la journée des milliers de yogis, débutants et confirmés vont suivre les instructions de professeurs retransmises par haut-parleurs.
Ne manque ici avec nous à Manhattan, que Woody Allen…

Le yoga suscite un intérêt de plus en plus grand. En France 1,5 million de personnes le pratiquent. Les athlètes, danseurs, artistes y ont souvent recours. Comment expliquer cet engouement ? Qu'en disent les pratiquants ?

- C'est une voie de connaissance de soi, une philosophie, une sagesse. C'est une science du bien-être qui recherche la santé du corps et l'union entre le physique et l'esprit.
- Le yoga cultive l'aptitude au bonheur, c'est une voie royale pour prévenir les maux de l'esprit.

- Cette discipline contribue à cheminer vers plus de sérénité, au lieu de se rebeller contre quelque chose que vous ne pouvez pas changer. Il aide à affronter les épreuves.
- Le yoga m'a aidée à lâcher prise et à être claire avec moi-même.

Né en Inde il y a 4.000 ans, le yoga est une suite de combinaisons de postures et de mouvements qui vise à harmoniser le corps, le souffle et le mental, ce qui permet de se concentrer sur le moment présent, exactement comme la méditation.
Et autour du thème de la **joie**, élément fondamental de cette discipline.

En premier lieu, le yoga est puissamment thérapeutique. Il redonne de l'espace au corps, accélère la circulation du sang. On porte attention à sa respiration, ce qui va permettre aux muscles d'être mieux **oxygénés** et de délier les articulations. Durant les postures, les muscles sont sollicités, étirés, ce qui permet de gagner en **souplesse** et en tonus.

Les quelques 1.000 postures (asanas) du yoga agissent sur la flexibilité de la colonne vertébrale et ont une action sur les organes, en stimulant notamment le système digestif. Une étude de l'hôpital universitaire du Kansas menée en 2010 a montré que la pratique du yoga avait un impact important sur la régulation du rythme du cœur. La **fréquence cardiaque** est diminuée.

Surtout, cette discipline peut réduire et soulager le **stress**. Souvent dans ce cas, la région du plexus solaire est bloquée, ce qui provoque des spasmes, des contractures, des maux d'estomac, des maux de tête...
En faisant des exercices de respiration, le diaphragme reprend son mouvement de va-et-vient, ce qui entraîne une détente de l'organisme tout entier.

Seule réserve : Il faut être très exigeant sur la formation des enseignants car comme dans le stretching, il faut adapter sa pratique en douceur à sa morphologie et à sa souplesse

Comme pour le chant, la marche, le jogging, le stretching ou la méditation, il faut pratiquer au moins une heure par semaine pour que cela commence à être bénéfique. Et plus la pratique est régulière, plus les effets sont profonds et durables.[20]

---

20 D'après Pascale Santi, Le Monde.

## *Yoga du cœur*

Ce qui se passe dans notre cerveau, quand on cherche ses clefs partout, quand on maudit son voisin ou son manager, quand on pique une colère, quand on est jaloux, stressé, énervé, soucieux, amoureux... a un effet immédiat sur le cœur.

Notre fréquence cardiaque qui est normalement de 60 battements par minute s'accélère et devient irrégulière et chaotique. Comme une belle horloge qui se dérègle. Et se dérègle en même temps, tout l'équilibre de notre système nerveux et aussi notre capacité à résister aux émotions, aux maladies, au stress.
Mais on peut retrouver une bonne fréquence cardiaque en **contrôlant** sa respiration.

Voici l'exercice recommandé par David Servan-Schreiber[21] pour apprendre à contrôler la variabilité des battements du cœur et maîtriser son cerveau émotionnel.
Régler un minuteur de cuisine ou celui de son portable sur 3 minutes. Les pieds bien à plat et le dos bien droit, compter ses respirations en s'efforçant de parvenir peu à peu à 20

---

21 David Servan-Schreiber, Guérir.

respirations amples et régulières sur ces 3 minutes (une respiration = une inspiration et une expiration)

Il s'agit donc de faire environ 6 respirations par minute au lieu d'une dizaine, c'est-à-dire en gros de **diviser par 2** les cycles de respiration, en les rendant plus amples et plus réguliers. On peut s'aider en imaginant que l'on respire à travers le cœur et en se concentrant sur la colonne d'air qui entre et qui sort des poumons, comme on le fait en méditation. Faire cet exercice 5 minutes, 3 fois par jour pendant 3 semaines.

On peut aussi pour débuter, faire l'exercice plus simple suivant : Compter lentement jusqu'à 5 en inspirant, puis encore jusqu'à 5 en expirant.
Répéter une vingtaine de fois en comptant sur les doigts. En quelques minutes on peut commencer à entrer en cohérence cardiaque.

Les bénéfices de cet exercice sont étonnants. Lorsque l'on s'efforce de faire 6 respirations par minute, on rentre en cohérence cardiaque. Les variations de la tension artérielle et de l'afflux de sang vers le cerveau, ainsi que les pulsations du cœur, deviennent amples et régulières. Et l'équilibre du **système nerveux** est alors optimum.

Meilleur fonctionnement du système immunitaire, réduction de l'inflammation, baisse du taux de sucre dans le sang. Et 5 minutes de cohérence cardiaque font aussi diminuer le taux de cortisol, l'hormone du stress.

Cet effet peut durer de 4 à 6 heures, voilà pourquoi il est recommandé de faire ces exercices trois fois par jour.

Et une fois que l'on sait contrôler sa respiration et se mettre en cohérence cardiaque, on peut le faire de façon réflexe dans toutes sortes de situations.
Au bord de l'explosion dans un repas de famille, énervé dans un embouteillage, tendu devant un tir aux buts, stressé au bureau, épouvanté par les Mayas et la fin du Monde...

La cohérence cardiaque, c'est le yoga du cœur !

## ___Se fortifier par la lecture___

Expérience à la fois intellectuelle et sensible, tous les types de lecture nous fortifient, mais selon les travaux des chercheurs en bibliothérapie, le roman arrive en tête des lectures pourvoyeuses de bien-être psychologique.

Parce qu'un roman, habité de personnages imaginaires, incarne autant de vies et de lectures possibles. Il **stimule** le lecteur en lui demandant de la coopération, un vrai travail d'invention et d'interprétation.

La lecture est aussi une **gymnastique** du cerveau car lire des mots, des phrases, exige plus de concentration que voir des images sur un écran.

Deux études récentes montrent que lire un livre peut augmenter la connectivité, c'est-à-dire le processus de **connexion** des neurones à l'intérieur du cerveau. Et que ces modifications neurologiques détectables au scanner persistent jusqu'à cinq jours après la lecture.

Remarquez que ceux qui ont l'habitude de lire, **communiquent mieux** à l'écrit et à l'oral que ceux qui lisent peu, parce qu'ils ont un vocabulaire plus étendu, plus varié, plus riche et qu'ils maîtrisent mieux l'orthographe des mots et la syntaxe des phrases.

Surtout, les chercheurs montrent chiffres à l'appui, que les lecteurs sont plus **optimistes**, moins agressifs et plus prédisposés à la positivité et à l'empathie que les non-lecteurs. De même, les émotions positives sont plus fréquentes chez les lecteurs.

Ce que Montesquieu avait déjà fort bien résumé "Je n'ai jamais eu de chagrin qu'une heure de lecture n'ait dissipé"

## *Ma séance de méditation*

**M**éditer c'est pendant quelques minutes, prendre du recul par rapport au tourbillon des idées qui nous envahit et à l'envie toujours plus forte de faire toujours plus de choses.[22]

1°étape : Je me prépare. Je trouve dans un endroit calme, une chaise où je peux être assis confortablement, les pieds à plat sur le sol et les mains posées sur les cuisses. Je préfère être assis plutôt qu'allongé, car il est plus facile de trouver le bon équilibre entre concentration et relaxation quand on est assis. Je m'assure de ne pas être dérangé. Je règle le minuteur de mon portable pour qu'il sonne dans **12 minutes**, je desserre ma ceinture, j'ai le dos et la nuque bien droits, mes épaules sont basses et bien écartées.

2°étape (5 minutes) : Je mets en marche le minuteur et je commence les yeux ouverts. Je

---

[22] Andy Puddicome, Mon cours de méditation.

regarde devant moi sans effort, sans fixer un objet particulier, en étant attentif à ma vision périphérique, en haut, en bas et sur les côtés. Je respire profondément 5 fois, en inspirant par le nez et en expirant par la bouche, puis je ferme les yeux.

Je me concentre sur mes **sensations** : Le poids de mon corps sur la chaise, le contact avec la chaise. À quel endroit le point de contact est-il le plus important ? Est-ce au niveau du talon, des orteils, de l'intérieur ou de l'extérieur du pied ? Je sens le poids de mes bras, le point de contact des bras posés sur les cuisses. Je fais passer mon attention d'une sensation à l'autre, tout simplement.

Je fais un **scan mental** (j'imagine qu'un scanner passe lentement sur tout mon corps) en remarquant les parties qui sont à l'aise et détendues et celles qui sont tendues ou douloureuses. Je n'essaie pas de modifier cet état. Je progresse de haut en bas, en remarquant seulement le confort ou l'inconfort. Je n'oublie pas les doigts, les orteils, les oreilles.

Dès que mon esprit vagabonde, je ramène mon attention sur le scan corporel.

Quand j'inspire, je sens mes poumons se gonfler d'air et ma cage thoracique s'ouvrir.
Quand j'expire, je laisse simplement l'air sortir sans forcer en imaginant que je fais sortir la tension ou le stress qui sont en moi. Pendant 5 minutes, je me laisse totalement prendre par mes sensations : bruits, odeurs, goût dans la bouche…

Je prends mon temps, car cette étape me sera utile dans bien d'autres situations : dans la voiture, dans le bus, à mon bureau, dans un magasin… Si des pensées traversent mon esprit, je n'essaie pas de les arrêter, je les laisse aller et venir librement, en imaginant que ce sont des nuages qui passent.

3°étape (5 minutes) : Je me concentre sur ma respiration, car il faut fournir à l'esprit un point de concentration et la respiration est le point de concentration le plus simple. Je remarque dans quelle zone je ressens le plus la sensation de soulèvement et d'affaissement provoquée par ma respiration.

J'observe chaque respiration. Est-elle rapide ou lente, longue ou courte, superficielle ou profonde ?

Se fait-elle plutôt au niveau de l'abdomen, de la poitrine, des épaules ? Je compte les respirations jusqu'à 10 (1 pour le soulèvement, 2 pour l'affaissement) tout en me concentrant sur les sensations de soulèvement et d'affaissement. Je répète ce cycle 10 fois.

<u>4°étape</u> (2 minutes) : Je termine ma séance. Je laisse mon esprit faire ce qu'il veut, sans essayer de le contrôler, sans faire aucun effort. Je ramène doucement mon esprit vers la sensation de mon corps sur la chaise, des mains sur les cuisses, des pieds sur le sol. J'ouvre les yeux et quand je me sens prêt, je me lève lentement.

Et je ferai en sorte de conserver ce sentiment de détente et d'attention, pour vivre pleinement chaque instant de ma journée.

## *Méditation à quatre temps*

**L**a méditation vise à augmenter notre maîtrise et notre force intérieure en nous permettant d'être en même temps concentré et détendu.

On imagine facilement les avantages d'être à la fois concentré et détendu, dans toutes sortes de situations.

Un étudiant avant un concours, un PDG avant un conseil d'administration délicat, un sportif avant une compétition, vous et moi avant une réunion difficile ou encore des parents face à un ado en ébullition.

Voici une méditation à quatre temps (comme la valse)[23] qui permet de bien comprendre la technique méditative.

On peut la pratiquer plus facilement en marchant, mais on peut aussi la pratiquer devant

---

[23] Henry Ranchon - Mon coach, c'est Moi !

des vagues, devant un étang, face au soleil couchant ou même assis à son bureau. Idéale dans une réunion de travail qui s'éternise…
La seule condition est que la colonne vertébrale soit bien étirée.

☞ Premier temps, pleine conscience du **souffle**. Je concentre mon attention et je focalise mon esprit, à l'exclusion de toute autre chose, sur ma respiration.
Je sens l'air entrer par les narines (mon ventre se gonfle) et sortir par la bouche (mon ventre se relâche et se creuse).

Je peux m'aider à me concentrer en regardant le sol à 45°. Je reviens au souffle dès que mon esprit s'agite et veut faire autre chose.
Je reste sur le souffle deux ou trois minutes.

☞ Deuxième temps, pleine conscience des **sons**. Je concentre mon attention et je focalise mon esprit, à l'exclusion de toute autre chose sur ce que j'entends. Un merle tout près, le sifflement du vent dans les branches, le bâton de marche qui cogne les pierres du chemin, le crissement des chaussures…

Je reviens aux sons dès que mon esprit s'agite. Je reste sur les sons deux ou trois minutes.

☞ Troisième temps, pleine conscience de la **vue**. Je concentre mon attention et je focalise mon esprit, à l'exclusion de toute autre chose sur ce que je vois, en élargissant ma vision. L'avion au loin, le papillon tout près, les feuilles bleu-vert des oliviers qui scintillent au soleil, le ciel bleu azur…
Je fais cela deux ou trois minutes.

☞ Quatrième temps, pleine conscience des **sensations**. Je concentre mon attention et je focalise mon esprit, à l'exclusion de toute autre chose sur ce que je ressens. La chaleur sous la plante des pieds et dans le dos, les premières contractures du dos, ce genou qui coince toujours un peu, les mollets qui commencent à tirer, le plaisir du déhanchement…

Je fais cela deux ou trois minutes. Puis je recommence (souffle-sons-vue-sensations) autant de fois que je le souhaite.

Au bout d'une demi-heure, je vais ressentir une étonnante sensation de bien-être et de maîtrise.

Et je comprends mieux alors comment la méditation fonctionne : En obligeant mon cerveau à ne faire qu'une chose à la fois et à rester dans l'instant présent, je l'apaise tout en renforçant mon pouvoir de concentration.

*Le singe fou* (notre esprit agité et éparpillé pour les maîtres zen) est rentré dans sa cage.

Mais il a fallu batailler pour y faire rentrer l'animal. La méditation est une discipline.

## *S'endormir sur du bonheur*

Nous passons trop de temps sur les émotions négatives qui nous rendent tristes et malheureux. Et nous passons trop vite sur les émotions positives qui nous rendent plus heureux.

Parce que nous accordons spontanément le même temps aux émotions négatives et aux émotions positives.

Et parce que notre cerveau depuis la nuit des temps, pour nous maintenir en alerte, nous protéger et assurer notre survie, a pris l'habitude de s'occuper **prioritairement** des émotions négatives comme la peur, la colère, la jalousie etc. Il les imprime donc plus facilement dans nos têtes.

Autrement dit, nos câblages cérébraux, sont avant tout centrés sur nos problèmes et sur nos difficultés, ou sur ce que nous percevons comme tels.

Mais il ne dépend que de nous de changer cela. On peut ralentir le temps des émotions positives pour les vivre plus intensément et on peut accélérer le temps des émotions négatives pour en réduire la durée.

Voici par exemple ce que l'on peut faire pour **ralentir** le temps des émotions agréables.

Avant de s'endormir, revoir mentalement les deux ou trois meilleurs moments de la journée.

Et pour mieux savourer ces moments de bonheur, il vaut mieux en **visualiser** tous les détails, avec les émotions, les pensées, les formes, les couleurs, les sons, les odeurs qui les ont accompagnés.

Revoir mentalement avant de s'endormir, ces deux ou trois meilleurs moments de la journée, de la semaine, du mois revient à les vivre deux fois. "*You only live twice*" disait James...

## *Stretching, la petite discipline reine*

**S**'il fallait pratiquer qu'une seule chose (en dehors de la marche), ce serait sans aucun doute le stretching, c'est à dire des étirements musculaires lents et progressifs, ciblés sur des parties du corps.[24]

Car les bienfaits du stretching sont étonnants et nous concernent tous.

Il assouplit et renforce le dos grâce à l'auto-grandissement exigé dans la plupart des positions.

Il prévient de ce fait les **douleurs dorsales**, si fréquentes dans la vie actuelle, où le manque de musculation de l'abdomen ne peut pas compenser certaines positions trop fréquentes et prolongées, notamment la station assise (secrétaires, chauffeurs, traders...)

Il rétablit des déséquilibres morphologiques liés à des gestes asymétriques, pratiqués notamment dans la coiffure, la restauration, la bureautique.

---

24 Gilbert Bohbot, Stretching pour tous.

Il permet de retrouver une **respiration** pleine et efficace, source d'énergie naturelle et il apprend ainsi à se relâcher, à se relaxer.

Le stretching apporte comme la marche, une fluidité des mouvements, une **aisance** et une élégance gestuelle.

Cela fait beaucoup pour une discipline toute simple, adaptée à tous les publics, jeunes ou moins jeunes, sédentaires ou sportifs et que l'on peut pratiquer partout, sans aucun matériel particulier.

J'ajoute une clé que j'ai découvert et qui m'étonne toujours. Si je visualise mentalement, c'est à dire si *je vois* dans ma tête et en détail l'étirement du muscle, cela marche encore mieux. Comment l'expliquer ?

Probablement parce que la visualisation en *décentrant* l'attention du cerveau, permet au muscle de mieux se détendre et rend plus facile l'étirement.

## *Comment contrôler ses nerfs ?*

Nous avons tous des moments d'énervement qui nous fatiguent, fatiguent notre entourage et peuvent s'ils sont trop fréquents, nous rendre insupportables.

Voici cinq méthodes que l'on peut travailler et utiliser pour mieux se maîtriser.

☞ **L'aveu**. Si je ne suis pas seul, reconnaître et dire que je suis énervé et que j'ai besoin d'un peu de temps pour me calmer. Je suis un peu énervé ce soir, cela va passer.
En me désignant comme le responsable de la tension, l'aveu assainit la situation et prépare l'entourage.

L'aveu fait passer d'une situation de tension et de confrontation à une situation très différente, car on a en général envie d'aider la personne qui a la simplicité de reconnaître qu'elle est énervée et qu'elle a besoin d'un peu de temps pour se calmer.

☞ **Le mérite**. Se poser des questions comme : Cet ascenseur *mérite-t-il* que je m'énerve autant ? Cette file d'attente *mérite-t-elle* que je m'énerve autant ? Cette caissière *mérite-t-elle* que je m'énerve autant ... ?

Ces questions sont efficaces parce qu'elles nous ramènent à ce que nous conseille Épictète : Partage toujours les choses entre ce qui dépend de toi et ce qui ne dépend pas de toi.

Et il ne dépend pas de moi de faire arriver l'ascenseur, ni de réduire la file d'attente.

☞ **L'instant d'après**. À Hugh Casey qui fut l'un des joueurs de base-ball les plus calmes et les plus efficaces de tous les temps, on demandait un jour, à quoi il pensait lorsqu'il entrait dans un match à un moment critique.

Je pense toujours à ce que je *vais* faire et à ce que je *veux* qu'il arrive, jamais à ce qui arrive ou peut arriver, répondit-il.

Casey voulait dire qu'il avait dans ces circonstances, une attitude *proactive* dirigée vers le futur, et jamais une attitude *réactive,* fonction du présent.

Avoir à l'esprit *l'instant d'après* signifie que lorsque j'attends l'ascenseur, je m'efforce de penser, non pas à l'ascenseur qui est bloqué ou qui tarde à arriver, mais à ce que je vais faire *quand il sera là*.

Dans la file d'attente à la Poste, je pense à ce que je vais faire *en sortant* du bureau de Poste. Dans l'embouteillage, je pense à ce que je vais faire *quand je serai sorti* de ce maudit bouchon. Et pour le chat qui a fait des bêtises, je me vois en train de le caresser *après*.

☞ **Qu'est-ce qui m'arrive exactement ?**
L'énervement est souvent précédé de contrariétés, petites ou grandes, par exemple, j'attends l'ascenseur bloqué au 3° et je pense au chat du voisin qui a encore fait des dégâts sur le balcon. Ces contrariétés se coagulent et durcissent comme un ciment rapide. Plus tôt on peut identifier et reconnaître chaque contrariété, mieux on peut éviter leur coagulation et l'énervement.

*Qu'est-ce qui m'arrive exactement ?* Est-ce l'ascenseur qui m'énerve ou le chat ? Et si c'est le chat, mérite-t-il vraiment que je m'énerve autant, ici et maintenant ?...

☞ **Le décentrage par la visualisation.** Quand quelque chose m'énerve, plutôt que de rester focalisé sur ce qui m'énerve, je peux décider de penser à ce que je peux regarder, écouter, ressentir, faire, *d'autre*.

Par exemple, les étoiles et la voie lactée avec Rosetta[25] qui après un battement de cils cosmique, a frôlé un bel astéroïde à 500 millions de km de moi.

Simple et efficace pour calmer mes pauvres nerfs en pelote.

---

25 La petite sonde spatiale européenne a parcouru 4 milliards de km en faisant du billard cosmique.

## *Le secret des couples qui tiennent*

John Gottman, l'un des quatre meilleurs psychothérapeutes américains du siècle, a mis au point après quarante ans de travail, un modèle mathématique qui explique et prédit la désintégration du couple.[26]

En 15 minutes d'entretien, *Docteur Love* observe grâce à la contraction des muscles du visage, toutes les expressions qui reflètent la réalité des émotions et des intentions des partenaires, comme le contentement, la colère, la frustration, le mépris…
Puis l'ensemble des données est rassemblé dans une équation aussi complexe que celle qui sert aux astronautes.

Gottman affirme que son modèle lui permet d'avoir une image très précise de l'état de la relation conjugale et de son évolution.

Ses calculs lui permettent de prédire si un couple va se séparer et à quelle date se fera la rupture. Le taux de réussite de ses prévisions,

---

26 Le Monde Magazine, 2011.

faites sur les 3.000 couples qui sont passés à son *Love Lab* ces vingt dernières années, est de 95 %.

Parmi les vingt attitudes et émotions identifiées, quatre sont **toxiques** et mortelles pour une relation conjugale (sans parler de la violence physique ou psychologique qui est la ligne rouge infranchissable, le mur de Berlin) : le mépris, le déni, la critique et le repli défensif systématique.

La pire des quatre étant le **mépris**, c'est-à-dire le défaut d'estime, marqué dans ses entretiens par une certaine façon de lever les yeux au ciel. Le mépris dit Gottman est un mal incurable et destructeur car il empêche de défendre des intérêts communs, quand surgissent les problèmes sérieux. Dans ce cas, l'union est condamnée.

Pour tenir, il faut que les conjoints soient moins amants qu'amis. L'amitié, qu'il définit comme un mélange d'estime, de respect et d'humour cimenté d'intimité, est l'énergie conjugale la plus sûre.
**L'humour** méritant une mention spéciale pour la distance qu'il force à prendre sur les routines et les énervements.

Conclusion du *Docteur Love* : L'amour est une condition nécessaire, mais certainement pas suffisante pour vivre ensemble, heureux et longtemps.

Au Mexique, une proposition de loi vient d'être déposée visant à instituer des mariages en CDD avec estimation de la durée de l'union. En France, où l'on est plus intelligent, on pourrait créer des mariages à **points**. Des points seraient perdus en cas de manque de respect, d'estime et d'humour et des stages seraient organisés pour récupérer ses points.

On pourrait aussi imaginer une fonction **pyrolyse** (disponible sur certains modèles de couples) qui brûlerait les graisses accumulées par le couple au fil du temps et ferait retrouver le respect, l'estime et l'humour des débuts.

Reste que le respect et l'estime ne tombent pas du ciel. Quant à l'humour, tout le monde est persuadé en avoir, même s'il n'en est rien. Comme le disait un personnage triste à mourir dans *Good morning Vietnam* (1987) :
"Au fond de moi, je sais que je suis drôle"

## *As-tu appris ta leçon ?*

**A**pprendre sa leçon, c'est comprendre pourquoi une action, un projet, ne s'est pas réalisé comme on l'attendait, pourquoi un objectif n'a pas été atteint, ou pourquoi un résultat n'est pas à la hauteur de ce qui était fixé.

Par exemple, je me rends compte dans un entretien que mes arguments ne portent pas. Que se passe-t-il ? Ai-je mis les bonnes lunettes ? Est-ce bien l'argumentation qui compte le plus, ici et maintenant ? Mes arguments sont-ils faibles ?

Suis-je à contretemps et mon interlocuteur est-il prêt à entendre mes arguments ? Suis-je assez clair sur ce que je veux et sur ce que peux obtenir ?
Que faut-il que je change la prochaine fois ?

Apprendre sa leçon, est une solide habitude de maîtrise de soi, qui procure au moins **trois bénéfices**.

Reconnaître une erreur permet de faire une *vidange émotionnelle*. On traite immédiatement l'erreur pour ne pas s'encombrer l'esprit et pouvoir passer à autre chose.

Autre bénéfice : Reconnaître rapidement une erreur permet de la corriger rapidement et donc de limiter ses conséquences.

Surtout, une erreur analysée peut servir de leçon pour l'avenir, en permettant de liquider les mauvaises expériences et de capitaliser sur les bonnes.

Relisons Murray Kendall.[27]
Après ce nouvel échec, Louis XI reprit une fois encore le chemin de la Loire... Il était doué d'un rare talent. Il savait tirer parti de l'expérience, de sorte que l'échec lui-même lui était profitable et sa volonté était suffisamment puissante pour dominer ses faiblesses. Il était l'élève de ses échecs.

---

27 Murray Kendall, Louis XI.

## *La force irrésistible des projets*

Que seraient nos vies sans projets ? Rien ne peut les remplacer. Car les projets ont d'immenses vertus. Ils nous décentrent de nos préoccupations immédiates et nous permettent d'exprimer notre créativité.

Surtout, en nous tirant en avant, en nous mettant en mouvement, ils nous maintiennent en **équilibre** et nous permettent de mieux passer les difficultés et les épreuves.

Les gens déprimés qui n'ont plus ni énergie, ni envie, n'ont pas de projets et cela renforce leur dépression.

Pour Heidegger,[28] la projection vers l'avenir est la seule manière authentique de vivre le temps. Notre être est projet. Ce qui donne sens au présent est le projet.
Pour Sartre, l'homme est projet.

---

28 Céline Belloq, Être soi avec Heidegger.

Rester toute sa vie dans une dynamique de projets, en étant producteur, scénariste, metteur en scène et réalisateur de ses projets, voilà une clef pour mieux vivre.

Mais il y a projets et projets. Repeindre sa maison, découvrir l'Égypte, relire Maupassant, planter un cerisier, sont des *petits projets* sans doute utiles et agréables, mais à faible enjeu et à faible valeur.

Car les projets n'ont pas tous la même **force**. Apprendre la guitare, prendre des leçons de guitare, atteindre en guitare un niveau suffisant pour intégrer un orchestre, faire le conservatoire ou jouer dans dix ans comme Django, ne sont pas des projets de même force, ni de même valeur.

Faire ou adopter un enfant, concourir pour un prix d'architecture, écrire un livre, marcher 2.400 km de Paris à Athènes, sont des grands projets à forte mobilisation, à fort enjeu et à plus forte valeur.

Surtout, dans un grand projet, il ne s'agit pas seulement de *faire* mais surtout de *réaliser*. Et réaliser ce n'est pas seulement faire.

Réaliser, c'est mettre ce que je fais au service d'un but, d'une chose vers laquelle je crois et je tends.

Et l'on sait que **l'estime de soi** se gagne dans la réalisation. Parce qu'il y restera des traces pendant longtemps, pour moi et les autres.

Par exemple je peux voyager beaucoup et ne rien réaliser, mais je peux aussi voyager *pour* aider les indiens Mapuches du Chili. Au bout du voyage, j'aurai un sentiment d'accomplissement, je serai content de moi, le regard des autres aura changé, je serai gratifié et valorisé.

Rappelons-nous que nous pourrons avoir une foule de petits projets sans force ni valeur, parce qu'accompagnés d'aucune réalisation.

Ils ne seront qu'une fuite en avant et risqueront en outre, de nous faire oublier que la vraie vie se vit *ici et maintenant*.

## *Dis-moi quelle est ta devise…*

**À** Vézelay, en Bourgogne, sur les pierres d'une vielle taverne du XI° siècle, *le Hérisson*, était gravée la devise "Qui s'y frotte s'y pique"

Sur le chemin de Saint-Jacques de Compostelle, les pèlerins faisaient halte au *Hérisson*, pour reprendre des forces avant les dangereuses forêts de l'Aubrac.

La devise servait à se tenir prêt, à exorciser les mauvaises rencontres (les loups, les brigands) et à annoncer la couleur : Celui qui s'y risquera, s'en repentira. C'était la devise de Louis XI. C'est la devise de Nancy.

Une devise installe une **cohérence** entre un principe de vie (le point de départ), des pensées et des comportements.
Pour les pèlerins : Principe : ne pas se laisser faire et résister. Pensée : je suis mentalement prêt à me défendre. Comportement : je sais manier le bâton.

Et cela devient un mot d'ordre, une règle de vie qui renforce l'estime de soi. Car c'est bien la cohérence entre les principes, les pensées et les comportements qui fonde l'estime de soi.

La devise de Louis XIV et de Louis XV était *Au-dessus de tous*. Elle signifiait la cohérence entre un principe (la royauté est d'essence divine), une pensée (le roi n'est responsable que devant Dieu) et un comportement (le roi n'a de compte à rendre qu'à Dieu)

La devise de l'école des sous-officiers *Mieux est en nous* est intéressante car elle a des implications fortes, dans la vie personnelle et dans le management.

Principe : Il vaut mieux être tourné vers le futur et vers l'action. Pensée : Avoir le sentiment de s'améliorer est au cœur de la motivation. Comportement : Je cherche au quotidien à améliorer ce que je fais, ce qui donne plus de sens à ma vie.

Richelieu le disait de façon incomparable : *Brûle de t'élever.*
*Se préparer au pire, espérer le meilleur* est une devise plus stratégique, comme celle d'HEC *Apprendre à oser.*

Quant à la devise de Jacques Cœur, *Dans bouche close n'entre mouche*, cette petite merveille nous rappelle que certaines images peuvent nous aider à mieux communiquer, qu'il vaut mieux parler une fois et se taire dix fois pour mieux écouter, que la bonne distance est essentielle dans la vie en société.

Et aussi qu'il est parfois bon de ne pas tout dire trop tôt, pour garder des marges de manœuvre et surprendre.

Pour Angela Merkel qui maîtrise comme Machiavel l'art du calcul politique, sa devise est son arme secrète, *Se laisser toujours sous-estimer*.

Et pour Casanova, *L'homme qui écoute, est celui qui obtient*.

Dis-moi quelle est ta devise…
Je te dirai qui tu es.

## Du même auteur :

Mon coach, c'est Moi !
Construire votre management d'équipe.
Désamorcez les conflits.
Managez sereinement.
Toutes les clés d'un business plan réussi.
Réussir sa création d'entreprise en évitant les pièges.

## Retrouvez l'auteur son blog :

*Mon coach, c'est Moi !*